现代常见病
护理措施与案例分析

西牧姣　王　莉　栗玉凤　顾晓娟　赵晨静　谭晓丽　主 编

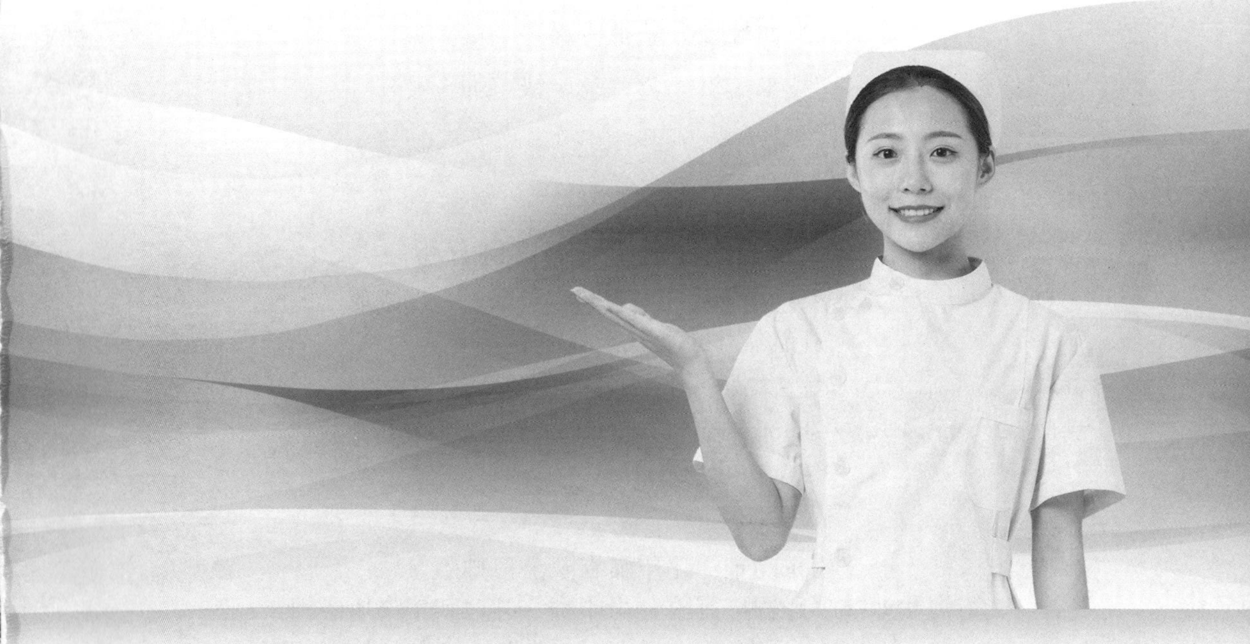

上海大学出版社

图书在版编目（CIP）数据

现代常见病护理措施与案例分析 / 西牧姣等主编.
上海：上海大学出版社, 2024. 12. -- ISBN 978-7
-5671-5164-2

Ⅰ. R47

中国国家版本馆CIP数据核字第2025T5E043号

责任编辑　刘　强
助理编辑　陈　荣
封面设计　品雅传媒
技术编辑　金　鑫　钱宇坤

现代常见病护理措施与案例分析

西牧姣　王　莉　栗玉凤　顾晓娟　赵晨静　谭晓丽　主编
上海大学出版社出版发行
（上海市上大路99号　邮政编码200444）
（https://www.shupress.cn　发行热线 021-66135112）
出版人　余　洋

*

山东品雅文化传媒有限公司排版
上海华业装璜印刷厂有限公司印刷　各地新华书店经销
开本 710mm × 1000mm　1/16　印张 10　字数 182 千
2024年12月第1版　2025年4月第1次印刷
ISBN 978-7-5671-5164-2/R·90　定价：98.00 元

编　委　会

主　编　乔保华　菏泽市立医院

刘腾微　山东省第二人民医院

李国爱　中山市博爱医院

黄红玉　普宁市中医医院

贺梦雅　潍坊市益都中心医院

林立娟　德州市立医院

副主编　史　玮　中国人民解放军东部战区总医院第五派驻门诊部

曹　冀　中国人民解放军北部战区总医院

荣　婷　中国人民解放军北部战区总医院

刘晓娜　中国人民解放军联勤保障部队第九八〇医院

张　玉　中国人民解放军东部战区总医院

杨　丹　中国人民解放军北部战区总医院

李晓丹　中国人民解放军联勤保障部队大连康复疗养中心

闵煜榕　中国人民解放军东部战区总医院

王梦茹　中国人民解放军联勤保障部队第九八九医院

石玉婷　山东大学附属儿童医院（济南市儿童医院）

编　委　孙凤娇　哈尔滨医科大学附属肿瘤医院

邢宇婷　中国人民解放军北部战区总医院

张小岩　中国人民解放军北部战区总医院

王　丹　南昌大学第一附属医院

杨　洁　江西省中西医结合医院

吕红梅　南昌市洪都中医院（江西中医药大学附属洪都中医院）

罗立娜　中国人民解放军北部战区总医院

田爱玲　河南中医药大学第一附属医院

刘　科　中国人民解放军联勤保障部队大连康复疗养中心

曾淑华　宜昌市中心人民医院

前　言

护理工作是为保持和促进人们健康的服务职业，对患者的生命健康负有重大责任，护理工作必须体现以健康为中心的服务思想，不断提高技术水平和服务质量。近年来，随着国民经济的不断发展，护理工作的业务范围也不断地扩大和深入，分工也越来越细，这对护理人员的业务水平提出了更高的要求。临床护理人员既要有扎实的理论知识，又要具备过硬的实践能力。

本书首先详细介绍了临床护理基本操作，其次介绍了临床常见疾病的护理等内容，最后介绍了一些临床案例。本书的作者团队，从事临床工作多年，具有丰富的临床经验和深厚的理论功底。希望本书能为护理工作者处理相关问题提供参考，也希冀本书能成为医学院校学生和基层医生、护士学习用书。

由于作者团队的编写水平和组织能力所限，书中难免有不足之处，欢迎广大读者批评指正。同时也建议读者在临床使用过程中，参考本书时应根据临床实际情况进行判断，以免产生疏漏。

编　者

2024 年 10 月

目　录

第一章　静脉输液相关知识

第一节　药物的配伍禁忌

一、静脉药物配制的要求

输液是特殊的注射，其特点是药液使用量大且直接进入血液循环，因此，对药液浓度、澄明度、pH 等要求均很严格。一般单糖、盐、高分子化合物溶液输液都比较稳定。静脉配制药物的相容性和稳定性的影响就更为复杂，不仅要考虑药物本身的性质，添加药物的配伍禁忌，还要考虑制剂中的附加剂、它们之间或它们与配伍药物之间可能出现的配伍变化。

静脉配制药物稳定性的影响因素：

1. 溶媒组成的改变：某些含非水溶剂的制剂与输液药液配伍时，由于溶剂的改变会使药物析出。据有关资料显示，现临床上应用注射用头孢哌酮舒巴坦钠过程中会出现双硫仑样反应，对 12h 内有饮酒史者或使用含乙醇成分的药物或食物者，宜暂缓使用。举例如下。

（1）地西泮（安定）注射液。含 40%丙二醇、10%乙醇与 5%葡萄糖或 0. 9%氯化钠或乳酸钠注射液配伍时容易析出沉淀。

（2）间羟胺（阿拉明）。加至葡萄糖生理盐水中，一般情况下无变化，但当间羟胺浓度加至 200mg/L 时，可产生沉淀。

（3）青霉素类。用酸性输液葡萄糖注射液稀释，易导致药物稳定性下降。

（4）克林霉素。1. 2~2. 4g 仅用 100mL 输液药液稀释，浓度超过规定的 1~3 倍时，不但容易发生静脉炎，而且给药速度过快易致心律失常甚至心搏骤停。

2. pH 的改变：pH 对药物稳定性影响极大，是注射的一个重要质控指标，不适当的 pH 会加速药物分解或产生沉淀。两药配制，一般两者 pH 差距越大，发生配伍变化的可能性也就越大。pH 变化也可以引起颜色的改变。输液药液本身的 pH 范围也是配伍变化的重要因素。各种输液药液规定有不同的 pH 范围，且范围较大。如乳酸环丙沙星 pH 值在 3. 5~4. 5，在碱性条件下会析出环丙沙星结晶，而头孢拉定溶液 pH 值为 8.0~9.6，两者混合会因 pH 产生变化而析出环丙沙星结晶。临床中已知氟喹诺酮类药物与多种碱性药物配伍后，均产生沉淀。因此，建议临床需要先后接瓶滴注时，应更换输液管或在两种药物之间用输液间瓶冲管，以免药物在墨菲滴管内混合而产生沉淀。举例如下。

（1）25%葡萄糖液（pH 值为 3.2~5.5）与硫喷妥钠（pH 值为 10.0~11.0）配伍时可产生浑浊。

（2）红霉素在 pH 值为 4 以下时效价迅速降低，故与 pH 偏低的药液配伍时，其效力则呈逐步下降的趋势。当红霉素与生理盐水或林格液配合时，放置 3.5h 效价不变。当与 pH 值为 4.5 的葡萄糖液配伍时，放置 3.5h 则减效 15%。

3. 缓冲剂：有些药物会在含有缓冲剂的注射液中或具有缓冲能力的弱酸溶液中析出沉淀。如注射用头孢哌酮钠舒巴坦钠与酸制剂、含胺、胺碱制剂配伍会发生沉淀。

4. 离子作用：离子能加速药物的水解反应。通常阳离子药物和阴离子药物配伍时较易发生变化，如氨茶碱、氯丙嗪、四环素等阳离子型药物与碱性较强或具有较大缓冲容量的弱碱性溶液配伍时，可发生沉淀或结晶。而阴、阳离子型药物与非离子型药物（葡萄糖液、右旋糖酐等）配伍时，很少发生变化。

5. 直接反应：药物可直接与输液中的一种成分反应。一般在两种药物混合时产生新的化学物质，如氯化钙注射液与碳酸氢钠注射液混合后，可生成难溶性碳酸钙沉淀。

6. 盐析作用：主要指胶体溶液的药物（两性霉素 B）中不宜加入盐类药物，否则会发生沉淀。通常可用葡萄糖溶液稀释后静滴。

7. 配制量：配制量的多少影响到浓度，药物在一定的浓度下才出现沉淀。

8. 混合顺序：药物制剂配伍时的混合次序极为重要，可用改变混合顺序的方法来克服有些药物配伍时产生沉淀的现象。输液中同时加入两种药物如氨茶碱与四环素，采取先加入氨茶碱，经摇匀后再加入四环素的顺序，可避免因 pH 大幅度改变所发生的沉淀。

9. 反应时间：许多的药物在溶液中反应很慢，个别注射液混合几小时才出现沉淀，故在短时间内使用是完全可以的。注射用头孢哌酮钠舒巴坦钠安太乐、普鲁卡因胺、氨茶碱、丙氯拉嗪、细胞色素 C、喷他佐辛（镇痛新）、抑肽酶混合后 6h 发生外观变化。但也有例外，已知临床在使用的奥美拉唑钠在室温下必须现配现用，否则溶解后药物会出现颜色的改变。

10. O_2 的影响：药物制备输液时，需排除 O_2，防止药物被氧化。

11. 光敏感性：药物对光敏感，如注射用水溶性维生素（V 佳林、水乐维他）、依诺沙星注射液（诺佳、依诺沙星）、硫辛酸注射液、注射用顺铂、盐酸吡柔比星、两性霉素 B 等药物。如硫辛酸不能与葡萄糖溶液、林格溶液及所有可能与硫基或二硫键起反应的溶液配伍使用。由于其活性成分对光敏感，应在使用前才将安瓿从盒内取出，配好的药液需要避光，6h 内可保持稳定。

12. 成分的纯度：制剂在配伍时发生的异常现象，并不是由于成分本身而是由于成分的纯度不够引起的。

二、产生配伍禁忌的一般规律

药物相互配伍应用，因受许多因素的影响，会产生物学或化学的配伍禁忌，情况是复杂多样的，但一般说来也有其大体的规律。

1. 静脉注射的非解离性药物：常见的是一些糖类，主要是单糖，如葡萄糖等，这些药物很少产生配伍禁忌，但应注意其溶液的 pH。

2. 无机离子中的 Ca^{2+} 和 Mg^{2+}，常常会形成难溶性物质而沉淀。阴离子不能与生物碱配伍。已知临床中使用的头孢曲松钠与含钙盐会生成颗粒状的沉淀物。

3. 阴离子型的有机化合物：如芳香有机酸、巴比妥酸类、青霉素类的盐等，这些有机化合物的游离酸溶解度均比较小，与 pH 较低的溶液或具有较大缓冲容量的弱酸性溶液配合时会产生沉淀。

4. 阳离子型的有机化合物：如生物碱类、拟肾上腺素类、盐基性抗组胺药类、盐基性抗生素类、局部麻醉药等，其游离盐基大都溶解度较小，如与高 pH 溶液或具有大缓冲容量的弱碱性溶液配伍，可能产生沉淀。

5. 阴离子型有机化合物与阳离子型有机化合物的溶液配合时，也可能出现沉淀。

6. 两种高分子化合物可能形成不溶性化合物：常见的如两种电荷相反的大分子物质相遇时会产生沉淀。高分子化合物如抗生素类、水解蛋白、胰岛素、肝素等。

7. 使用某些抗生素时要注意溶液的 pH：如青霉素类、红霉素等，溶液 pH 应与这些抗生素的稳定 pH 相近，差距越大，分解失效越快。

8. 不要忽略换药时输液管中的配伍禁忌：已知临床使用中奥硝唑注射剂与头孢菌素类注射液前后接瓶滴注，会发生颜色变化。如临床中序贯配伍用时须在两种药物溶液转接过程中接用一定量的隔离液或生理盐水，将输液器中原药液冲洗干净后再进行更换。

三、避免配伍禁忌发生的方法

药物配伍是在药剂制造或临床用药的过程中，将两种或两种以上药物混合在一起。在配伍时发生不利于质量或治疗的变化则称配伍禁忌。

1. 避免药理性配伍禁忌：除药理作用互相对抗的药物，如中枢兴奋药与中枢抑制药、升压药与降压药、泻药与止泻药、止血药与抗凝血药、扩瞳药与缩瞳药等一般不宜配伍外，还需要注意一些药理性配伍禁忌。例如：吗啡与阿托品联合使用时会消除吗啡对呼吸中枢的抑制作用，使药效降低。

2. 避免理化性配伍禁忌：须注意酸碱性药物的配伍问题。已知临床中使用依诺沙星（诺佳）后接瓶滴注丹参酮Ⅱ、磺酸钠（诺新康），输液器的墨菲滴管会有较多的砖红色沉淀析出，患者前臂注射部位周围会出现皮疹，停止输液约 15min，皮疹渐消退。丹参酮与不少的氟喹诺酮类药物存在配伍禁忌，提示在临床用药过程中，当需要丹参针剂与喹诺酮类药物治疗时，应使用不同输液器，避免直接配伍使用。阿司匹林与碱类药物配成散剂，在潮湿时易引起分解；生物碱盐（如盐酸吗啡）溶液，遇碱性药物可使生物碱析出；维生素 C 溶液与苯巴比妥钠配伍，能使苯巴比妥析出，同时维生素 C 部分分解；在混合静脉滴注的配伍禁忌上，主要也是酸碱的配伍问题，四环素族（盐酸盐）与青霉素钠（钾）配伍，可使后者分解，生成青霉素酸析出；青霉素与普鲁卡因、异丙嗪、氯丙嗪等配伍，可产生沉淀等。

第二节　静脉药物配制中心的质量控制

一、环境的质量控制

静脉药物配制中心（PIVAS）的空气净化采用层流净化，各区域分别达到十万级、万级、百级。配置中心的核心部分是洁净度达万级的配置室，每个配置室放置超净台，每个超净台开启后，操作区域的洁净度达百级。其中，放置带有活性炭过滤的生物安全柜的配置室用于配制抗生素和抗肿瘤药物；配置室有水平层流操作台的，用于配制营养药物。

为了保证静脉药物配制质量，静脉药物配置中心要远离各种污染源。周围的地面、路面、植物等不应对配制过程造成污染。洁净区采风口设在无污染的相对高处。有防止昆虫和其他动物进入的有效设施。静脉药物配制中心的环境管理要求如下：

1. 私人衣物和物品不得带入洁净室。

2. 食物与饮料不得带入洁净区或存放在洁净区的冰箱里。

3. 药品和配好的药液须及时转移至指定的储存区。

4. 工作人员工作前和每天工作结束后，应清洁和整理工作台及工作架，保持工作台整洁。

5. 在工作区域内应严禁存放可能导致溢漏或破碎的危险物，对于有毒废物或被污染的设备在收集时要同一般废弃物严格地区分开来。

6. 输液注射剂及其他药品的外包装必须在无菌配置区外的缓冲间拆开，以免微粒散落造成污染。

二、配制过程的质量控制

不正确地配制无菌制剂会对患者造成伤害，因此无菌和配制准确是配制质量控制的关键因素。要求做到以下几点：

1. 制订质量管理制度以及配制操作规程。

2. 操作人员应及时填写操作规程所规定的各项记录，填写字迹清晰、内容真实、数据完整。更改时，更改人要在更改处签字，并使被更改部分可清晰辨认。

3. 洁净区的质量管理。

（1）定期检查设施与设备是否处于正常状态，温度、湿度等是否符合要求，并有检查记录。

（2）定期检测洁净区内空气中的尘粒数、菌落数并有记录。

（3）严格控制进入洁净区操作人员的数目，以保证洁净区内的清洁度。

4. 药品和器具的管理。

（1）药品应分类按批号、有效期摆放；需冷藏的药品按要求冷藏放置；药品按有效期采取近期先用原则。

（2）配制过程中使用的注射器等器具要符合静脉用药要求。

（3）静脉药物配制所用的药品应符合静脉注射要求，不符合静脉注射规格的药品不得参与配制。

（4）注射剂液体出现沉淀、浑浊、变色、分层、有异物的不得使用。

（5）药品有破损、泄漏、无标签或标签不清的不得使用。

（6）定期检查药品有效期，有效期前使用不完的药品要及时退库；超过有效期的药品不得使用，应退库销毁并记录。

5. 配制过程的质量管理。

（1）临床药师应仔细审查处方，对有疑问的处方，应进行查核确定；有配伍禁忌的、超剂量的处方，应与处方医师联系，更正后方可进行配制。

（2）静脉药物的配制应严格遵守相应的操作规程。

（3）在配制过程中，应防止药液喷溅、渗漏而引发交叉污染。

（4）对操作台面摆放的多份药品要有有效的阻隔措施，防止药品混淆。

（5）严格按照药品说明书进行配制，如有疑问，报主管领导或上级技术人员协助解决。

（6）配制过程中出现异常的应立即停止配制，待查明原因后再配制。如不能马上查明原因，应及时建议医师修改处方，改为各药分别配制。

（7）肠外营养液等多种药物混合的静脉药物要严格按规定的加药顺序进行配制，不得随意改变。

（8）需避光的药品必须加避光罩。

（9）发生配制错误的药液不得使用，必须纠正或重新配制。

（10）配制好的药液成品经质量检查人员检查合格并签字后方可放行。配制好的药液成品如有异物、出现沉淀、变色等异常现象，不得使用。

（11）配制好的药液成品应立即进行包装，并用经消毒的专用封闭式输送车，专人运送到护士站，由主班护士签字验收。

（12）各种原因退回的未使用的已配制好的药品，应销毁，不得再使用。

（13）静脉药物配置中心所配制药物出现热原反应者经查明原因，若属于该批药品的问题，应停止使用该批药品并上报主管部门。

（14）定期抽检，进行热原检查、药物含量测定等，确保所配制药品的质量。

（15）经常与临床联系，改进不合理处方，不断提高用药质量，并有记录。

第三节　无菌配制技术

一、无菌技术的概念及其意义

无菌技术是指根据生产或操作要求所采取的一系列控制微生物污染的方法或措施，如空气的生物净化技术、灭菌技术等。无菌技术是一个完整的、系统的操作体系，包括无菌环境设施、无菌设备器材及人员的无菌操作等。值得强调的是，整个操作体系的任何一个环节都不能受到微生物的污染。

静脉药物配制的药品将通过静脉给药的方式进入人体内，因此，必须保证药品配制过程中的每一个环节都不会受到微生物的污染，为配制药品的安全应用提供保证。

二、无菌配制技术要求

（一）环境要求

静脉药物配制房间的装修材料应具有表面光洁、不反光、易清洁、易消毒、不起尘、经久耐用等特点。房间要求密封性良好，无卫生死角，空气要进行生物净化，较大面积无菌操作区域内空气的洁净度应为万级，在静脉药物配制的核心区域（如无菌操作区内的超净工作台）的空气洁净度应达到百级。需建立两套独立的给排风系统，排风口要远离其他采风口，排风口应经处理达标后方可排入大气。

配制中心内需将抗生素类药物、细胞毒性药物（包括抗肿瘤药物等）和肠外营养液药物及普通药物的配制分开。抗生素类药物和细胞毒性药物（包括抗肿瘤药物等）的配制需要在生物安全柜中进行。肠外营养药物和其他药物的配制需要在层流净化台中进行。

（二）配制器械的无菌要求

静脉药物配制器械要能够耐受高温蒸汽灭菌或化学气体的灭菌，达到无菌程度。

（三）操作人员的要求

操作人员要经过无菌技术培训，并要求工作期间做到以下几点。

1. 身体健康且不得佩戴任何饰物。
2. 保持双手卫生，并进行消毒洗手。
3. 更换无菌服、无菌袜套及工作帽，戴无菌口罩及无菌乳胶手套。

三、无菌技术操作流程

（一）药物配置场地的消毒

药物配制场地一般可分为两部分：非无菌操作区（控制区）和无菌操作区（洁净区）。应有两套清洁用具分别用于清洗控制区和洁净区，这两套清洁用具使用后应分别用2%消佳净（现配现用）进行消毒。

1. 控制区的要求：根据药品自身堆放的要求置于相应的药架上，并定期清洗药架，注意控制区房间的温度、相对湿度、光线和卫生状况等，防止药品发生霉变、氧化。

2. 洁净区的要求：洁净区的清洁消毒分每天清洗、每周清洗和每月清洗。

（1）每天清洗。①整理超净工作台台面。②用75%乙醇擦洗超净台风机，照明灯开关的按键，超净台工作区的顶部，然后从上到下清洁台面的两壁，最后清洁工作台面。③用75%乙醇擦洗和消毒所有不锈钢设备及货架、对讲机、座椅和门等。④用75%乙醇擦洗和消毒垃圾桶，包括里面和外面，然后套上垃圾袋。⑤用75%乙醇擦洗和消毒传递窗的顶部、两把手、台面。⑥用2%消佳净（现配现用）擦洗地面，不留死角。⑦用2%消佳净（现配现用）清洁消毒一更、二更的橱柜。

（2）每周清洗。①完成日清洗的内容。②检查所有设备的不锈钢表面是否有锈迹，如有则用百洁布擦去。③每周总消毒一次，添加一次性医用耗材等。④每周清洗室内出风口滤网。

（3）每月清洗。①各仪器设备的高处除尘。②用2%消佳净（现配现用）擦洗墙面、天花板和玻璃等。

（二）空气生物净化过滤网的更换

根据空气检测的结果定期由专人更换。

（三）人员的无菌操作

1. 进入控制区：配制中心工作人员首先在更衣室内换上工作衣和工作鞋、戴上工作帽后方可进入控制区。工作帽必须盖住所有头发。来访者和维修人员进入控制区前，需得到配制中心负责人的同意并按要求更换衣、帽、鞋方可进入。

2. 进入洁净区：进入洁净区的任何人，都应遵从相关的更衣程序进入。来访者或维修人员进入前，必须得到配制中心负责人的同意。用于维修的工具在带入之前先用乙醇消毒。非授权人员不得进入洁净区域。

（1）进入洁净区规程。①一更：首先在更衣室内换上工作衣和工作鞋；去除手及手腕上的所有饰物；使用消毒肥皂对双手和手臂进行消毒，搓揉30s，用水冲洗90s后将手吹干。②二更：穿好经灭菌的洁净鞋套；穿上选好的连体无尘无菌服，保证衣服不要接触地板，工作帽必须整齐，尽量减少毛发裸露、皮肤暴露；戴上一次性口罩；跨过长凳，选择一次性手套并戴上，并用乙醇消毒手套。在配药过程中应经常用乙醇消毒并保持手套湿润，以减少微粒的产生。

（2）出洁净区规程。①临时外出：脱下洁净鞋套，脱下连体服，并挂在挂钩上，出洁净区；将一次性手套、工作帽和口罩丢入更衣室外的污物桶内；重新进入洁净区必须按照相关的更衣程序进入洁净区域。②工作结束：将脱下的连体服放入更衣室内指定的运送箱里送去清洗；将一次性手套、工作帽和口罩丢入更衣室外的污物桶内；洁净鞋应每天在指定的水槽内清洗、消毒。

（四）药品的无菌配制

操作人员在控制区将要进行配制的药品放进经过75%乙醇擦洗的药篮中，从控制区放入传递窗内，经过紫外线消毒30min后，由在洁净区内的操作人员取出，进行配制。配制完毕后，操作人员将已完成的配制药物和包装放入药篮，从洁净区放入传递窗内，由控制区的操作人员取出。

四、静脉药物的无菌配制操作规程

1. 从排药者处接收已排好的静脉输液药品。

2. 核对标签内容与篮子内的药品是否相符。

3. 用70%乙醇消毒输液袋的加药口后放置在层流工作台的中央区域。

4. 撕开一次性注射器的外包装，旋紧针头连接注射器，确保针尖斜面与注射器刻度处于同一方向。将注射器垂直放在层流工作台的内侧。

5. 从安瓿中抽吸药液，加入输液袋中。

（1）用70%乙醇消毒安瓿瓶颈，对着层流台侧壁打开安瓿，不要对着高效过滤器打开，以防药液溅到过滤器上，将打开后的安瓿放在注射器的同一区域，距离5cm。

（2）注射器针尖斜面朝上，靠在安瓿颈口，拉动针栓，抽吸药液。将药液通过加药口注入输液袋中，摇匀；整个过程应注意保持处于“开放窗口”（指操作用的洁净操作台处于工作状态，并符合洁净度要求）。

注意：如只抽吸部分药液，则必须有标识注明。

6. 溶解西林瓶中的药物，加入输液袋中。

（1）用70%乙醇消毒西林瓶口，放在注射器的同一区域，距离5cm。

（2）注射器抽吸适量相应溶解注射液，针尖斜面朝上，挤压西林瓶口的胶塞，再将针筒竖直，穿刺胶塞，注入药液，振荡直至溶解完全。

（3）抽吸药液，将药液通过加药口注入输液袋中，摇匀。整个过程应注意保持处于“开放窗口”。

7. 将配制好的输液袋，空西林瓶、安瓿放入篮子内（注意避免扎破输液袋），在输液袋上签字确认。

8. 所有细胞毒性药物配制操作均应在生物安全柜中进行，非细胞毒性药物一般在水平层流工作台上进行，并严格按照无菌操作技术操作，保持处于“开放窗口”。

9. 通过传递窗将已配制好的输液袋送出，经核对药师核对。

第二章　急诊护理

第一节　现场急救中的护理

院前救援中护理工作主要的职责是配合其他救援人员对伤病员的病情进行迅速准确的评估，做出初步诊断，处理致命病因与症状，并将伤病员迅速安全地转运。

一、现场护理体检

当救援人员到达抢救现场后，护理人员首先应迅速地配合处理直接威胁伤员生命的伤情或症状。同时迅速对伤员进行护理体检，判明损伤部位和伤情程度，检伤分类，从而为现场救援的初步处置及安全转运提供资料。

（一）生命体征

1. 呼吸：首先检查呼吸道是否通畅，注意观察呼吸频率、节律、深浅度，有无叹息样呼吸、呼吸暂停、被动呼吸体位及呼吸困难，有无三凹征及发绀。

2. 脉搏：测量脉率、脉律以及脉搏强弱。常规触摸桡动脉，桡动脉不能扪及者触摸颈动脉或股动脉。脉搏微弱或触摸困难常提示病员血容量不足和心功能不良。

3. 血压：血压是反映机体生命活动的重要指标。常测量肱动脉压，若双侧上肢损伤无法测肱动脉压，应测量腘动脉压。其压力值比上肢动脉压高2.6~4 kPa（20~30mmHg）。血压过高时需立即控制，血压过低或脉压缩小提示有大量出血或休克存在。

4. 体温：首先用手触及病员肢体。扰其有无皮肤湿冷、发凉，并观察有无皮肤花纹出现，若肢端冰凉、发绀，且有皮肤花纹出现提示有休克存在。必要时或伤情许可，可用体温计直接测腋下温度。

（二）意识

根据病员对刺激（语言或疼痛）所产生的觉醒反应的程度，觉醒水平及维持觉醒时间来判断意识状态。意识状态的改变是脑功能损害的基本表现，其程度一般与脑功能障碍的程度相对应，故早期认识意识障碍并发现其原因，进行及时抢救，是挽救伤员生命的关键。

（三）瞳孔

对伤员的瞳孔观察应注意其瞳孔大小和对光反射。颅脑损伤者常发生颅内压增高而导致脑疝，观察瞳孔变化可及时发现脑疝，为救援处理提供信息。

（四）头部体征

1. 头颅骨：头部皮肤及颅骨是否完整，有无血肿或凹陷。

2. 面部：面色是否苍白、发绀或潮红，有无大汗。

3. 口：口唇色泽是否正常，有无发绀现象（注意区别口部化妆着色存在的假象），口腔内有无呕吐物、血液，唇、舌、牙龈等有无损伤，有无脱落的牙齿，如发现牙齿松脱或戴有活动性假牙要及时清除，并注意有无舌根后坠，若舌后坠影响呼吸应立即放置口咽通气管。

4. 鼻：鼻的完整性，鼻腔是否通畅，有无呼吸气流，有无血性液或脑脊液自鼻孔流出。

5. 眼：观察眼球表面及晶状体有无出血、充血，视力如何，眼缘是否完整。

6. 耳：耳道中有无异物，听力如何，有无血性液或脑脊液自耳道流出，耳郭是否完整。

（五）颈部

仔细检查颈前部有无损伤、出血、血肿，气管位置是否居中，有无偏移。

（六）脊柱

对创伤伤病员，在未确定是否存在脊髓损伤的情况下切不可盲目搬动。令伤病员活动手指和足趾，如活动消失，保持伤病员平卧位，用指腹自颈后沿后正中线从上到下按压，询问是否有疼痛；触摸、检查有无肿胀或形状异常，四肢有无麻木和运动障碍。如疑有颈椎骨折，侧翻伤病员时应保持脊柱轴线位，以免加重损伤。

（七）胸部

胸部叩诊可初步判断胸腔有无积液、积气。查锁骨有无异常隆起或变形，在其上稍施压力，观察有无压痛，以确定有无骨折并定位；检查胸部在吸气时两侧胸廓是否扩张对称，胸部有无创伤、出血或可见畸形；双手平开轻轻在胸部两侧稍加压力，检查有无肋骨骨折。

（八）腹部

观察腹壁有无伤口、内脏脱出、出血或畸形；腹壁有无压痛或肌紧张。若腹部为开放性损伤，流出粪水样液体为外伤性肠穿孔；流出黄色或红色血液为十二指肠或胆道损伤；流出鲜红色血液为腹腔内实质器官损伤。

（九）骨盆

两手分别放在病员髋部两侧，轻轻施加压力检查有无疼痛或骨折存在。观察外生殖器有无明显损伤，男性有无前尿道损伤的体征。

（十）四肢

1. 上肢：检查上臂、前臂及手部有无异常形态、肿胀或压痛，桡动脉搏动是否存在，病员手指能否自主活动，有无感觉障碍，以判断有无骨折、关节脱位、血管神经损伤。若病员神志清楚可以配合，可让其活动手指及前臂，检查推力、握力及皮肤感觉。

2. 下肢：用双手在伤员双下肢同时进行检查；两侧相互对照观察有无变形或肿胀，但切不可抬起伤员下肢检查足背动脉搏动及肢端、甲床血循环情况。

现场体检要求迅速、轻巧，不同的致伤因素对伤员检查的侧重点不同，在检查中要随时处理直接危及伤员生命的症状和体征。

二、检伤分类

通过现场护理体检，依据伤情应及时将伤员分为以下三种情况，以便现场救援处置及时、准确、有序进行。

1. 轻症伤员：伤员清醒，对检查能够配合并反应灵敏。

2. 中重度伤员：对检查有反应但不灵敏，有轻度意识障碍，进入浅昏迷状态。

3. 重度伤员：对检查完全无反应，意识丧失，中度或深度昏迷状态，随时有生命危险。

遇到重大灾害性事故或成批伤员时应依据伤情分类，最好边检查边配发伤情识别卡，并同时发给转运标志，转运标志可用别针别于伤员胸前。伤情识别卡有红、黄、绿、黑四种。红卡表示危重伤员；黄卡表示重伤员；绿卡表示轻症伤员；黑卡表示死亡或濒死伤员。同时把同类伤病员集中到同一种标志的救护区。伤情识别卡的目的是：减少对伤员的不必要重复检查，节省时间，减少抢救的盲目性，减轻伤员痛苦，给后续治疗的医务人员提供伤员情况，以便在后续抢救中分清救援顺序。

三、现场救援护理措施

（一）脱离险境，解除致伤因素

救援人员赶到现场抢救伤员的第一步是尽快将伤员救出。当车辆发生燃烧时避免使伤员继续受到烧伤或吸入有害气体。对溺水者首先立即清除其口鼻内淤泥、杂草、呕吐物等，如有活动性假牙应取出以免坠入气管；若伤员呼吸心跳停止，应紧急实施口对口人工呼吸并同时配合胸外心脏按压。在火灾现场救人的原则是先挽救生命，如火焰烧伤，应使其速离火源，避免烟熏和继续吸入有害气体；脱去或剪去已着火的衣服，特别应注意着火的棉服，有时明火已熄，暗火仍燃。若系电击伤，当务之急是采取当时最快的方式脱离电源，同时注意救援人员自身的安全，这是抢救成功的关键。若系地震灾害，救援护理人员应根据倒塌的建筑物中的呼救声，组织人力、物力搜寻伤员，进行挖掘救援，在接近伤员时应防止工具的误伤，尽量用手刨，保证伤员不再受到损伤。发现伤员后应尽快判断伤情轻重，如伤员口鼻内泥沙或呕吐物、血凝块堵塞，应迅速清除保持呼吸道通畅；若重物挤压时间过久，掀起重物后应密切注意挤压综合征的发生；在发现和怀疑有脊柱骨折时，小心搬动，防止脊柱弯曲和扭转加重损伤。若肢体被绞进机器应立即停止机器转动，并倒转机器轮子缓慢退出伤肢，切忌强行向外拖拉伤肢。若系化学药品烧伤应立即用清水冲洗灼伤部位。

（二）保持气道通畅防止窒息

若发现伤员呼吸困难、唇趾发绀，应立即解开伤员衣领和腰带，使伤员取平卧位，以仰头举颌法打开气道使头向后仰；若怀疑有头颈部受伤则采用托颌法，托起下颌迅速清除气道分泌物、呕吐物、血凝块或异物。舌后坠者，应用舌钳将舌牵于口外或放置口咽通气管，并同时吸氧。必要时行气管插管以保持气道通畅。

（三）创伤出血的现场处理

创伤出血是导致休克、引起死亡的主要原因之一。故救援人员应采取紧急止血措施，防止休克的发生。动脉出血呈鲜红色喷射状或随心脏舒缩一股一股地冒出，流速快，量多；静脉出血呈暗红色涌流状或徐徐外流，速度稍缓慢，量中等；毛细血管出血，血液像水珠样流出或渗出，血液由鲜红色变为暗红色且量少。判断出血的性质对抢救止血具有指导意义。

1. 现场止血的护理操作要点。

（1）尽可能佩戴个人防护用品，戴上医用手套，若无，可用敷料、塑料袋、干净毛巾等作为隔离层防护。如必须用裸露的手处理伤口，在处理完毕后应清洗双手。

（2）脱去或剪开衣服，暴露伤口，检查出血部位。

（3）根据出血的部位及出血量的多少，采用不同的止血方法。

（4）不要对嵌有异物或骨折断端外露的伤口直接压迫止血。

（5）不要去除血液浸透的敷料，而应在其上另加敷料并保持压力。

（6）肢体出血应尽可能将受伤区域抬高到超过心脏的高度。

（7）四肢的动、静脉出血，如使用其他的止血方法能止血的，就不用止血带止血。

2. 止血方法：包扎止血、加压包扎止血、指压止血、加垫屈肢止血、填塞止血、止血带止血。

（1）包扎止血法。用敷料包扎或就地取材，如干净毛巾、布料等包扎止血。用于表浅伤口出血损伤小血管和毛细血管，出血量小的伤口。

（2）加压包扎止血法。在出血伤口上置厚敷料或清洁的毛巾，用绷带加压包扎，压力以能止住出血而又不影响伤肢的血液循环为度。该方法多用于全身各部位小动脉、小静脉、毛细血管止血。

（3）指压止血法。在出血伤口近心端，根据动脉行走的部位，用手指、手掌或拳头将动脉压在骨骼上，达到止血或减少出血的目的。这种止血法只是临时紧急措施，多用于动脉出血且血量较多的伤口。在压迫止血的同时，应立即实施其他有效的止血方法。

（4）加垫屈肢止血法。对于肢体外伤出血量较大，且无骨折者，用上肢加垫屈肢止血法或下肢加垫屈肢止血法。用此法需注意肢体远端的血液循环，每隔 40～50min 缓慢松开 3～5min，防止肢体坏死。

（5）填塞止血法。对于四肢较深大的伤口或非贯通伤、穿通伤，出血多，组织损伤严重的应现场紧急救治。用消毒纱布、敷料（如无，用干净的布料代替）填塞在伤口内，再用加压包扎法包扎。

（6）止血带止血法。四肢大血管损伤，或伤口大、出血量多时，采用以上止血方法仍不能止血，方可选用止血带止血的方法。该方法简单易行且行之有效，但如果使用不当则可造成组织缺血、坏死，甚至使伤员失去肢体。无论使用哪种止血带都要在上止血带部位垫好衬垫（绷带、毛巾、平整的衣物等），注意定时放松（每 40～50min 放松一次，每次 3～5min），放松止血带要缓慢，防止血压波动或再出血。在转运时应明确标记，写明止血带的时间，做好交接工作。

（四）合理放置伤员体位

对于轻症或中重度伤员，在不影响急救处理的情况下，救援护士应协助伤员取舒适安全的体位，平卧位头偏向一侧（疑有颈椎骨折者，应使其头、颈、躯干保持平直卧位），或取屈膝侧卧位。使伤员以最大程度的放松，保持气道通畅，防止误吸发生，保证其重要器官的血流灌注。对于胸背部直接受撞击引起胸腔压力突然增高，压迫心脏，以致心脏收缩力量减弱，造成胸部血液回流困难而引起损伤性窒息的病员，原则上宜取半卧位，以减少回心血量，减轻心脏负荷，增加心肌收缩力。

（五）建立良好的静脉通道

凡需建立静脉通道的伤员，均应选择使用静脉留置针。因静脉留置针穿刺方便、易于固定，可将软管留置在血管内。这样能保证快速而通畅的液体流速，对抢救创伤出血、休克等危重伤员，在短时间内扩充血容量极为有利，而且在病员躁动、体位改变和转运中留置针不易脱出或穿破血管壁。若发生创伤性休克，应迅速建立双静脉通道，保证有效循环血量，使尿量维持在60～80mL/h，避免肾功能的进一步损伤。

（六）松解伤员衣物技巧

在救援现场为便于抢救、观察及治疗，需适当地脱去或剪开病员的某些衣物，尤其对创伤、烧伤者，衣服不仅掩盖了真实的创口或出血、粘连在创口上，且有直接的污染作用。去除衣物需掌握一定的技巧，以免操作不当加重伤情。

1. 脱除头盔法：如伤员有头部创伤，且因头盔而妨碍呼吸时应立即脱除头盔。疑有颈椎创伤时应十分慎重，必须与医生合作处理。如伤员无颅外伤、呼吸良好，且去除头盔较为困难时，不主张强行脱除。脱除头盔法是用力将头盔的边向外侧扳开，解除夹在头部的压力，再将头盔向后上方托起即可脱除。整个过程应稳妥，忌粗暴，以免加重伤情。

2. 脱上衣法：脱衣顺序是先脱健侧，再脱患侧。卧位病员脱衣应先解开衣扣，将衣服尽量向肩部方向推，背部衣服向上平拉，提起健侧手臂，使其屈曲，将肘关节和前臂及手从衣袖中拉出；将脱下的一侧衣袖打成圈状（衣扣包在里面），衣服从颈后平推至对侧，然后徐徐退下患侧衣袖。如伤员生命垂危、情况紧急、伤员衣服与创伤处的血凝块粘贴较紧或伤员穿有套头式衣服较难脱去时，可直接用剪刀剪开衣袖，为救援争取时间和减少意外创伤。

3. 脱长裤法：伤员呈平卧位，解开腰带及扣，从腰部将长裤退至髋下，保持双下肢平直，将长裤平拉脱出，不可随意抬高或屈曲双下肢。

4. 脱鞋袜法：托起并固定踝部，以减少震动，解开鞋带，向下再向前顺脚型方向脱下鞋袜。

上述救援护理准备为后续抢救和治疗提供了方便。现场救援护理的主要目的在于：维持伤员生命，减少出血及防止休克，保护伤口，避免加重骨折损伤，防止并发症及伤势恶化。一旦病情允许，迅速将伤病员安全地转运到就近医院或专科医院继续治疗。

四、安全转运

经现场初步救援处置后，将伤员快速、安全地转至医院，使伤员尽早地接受专科治疗，对减少伤残至关重要。决定伤员转运的基本条件是在搬动及转运途中伤员不会因此而危及生命或使伤情急剧恶化。

（一）搬动伤员至安全区

救援现场停留的救护车，都配有功能良好的担架1~2副。一般而言，应尽可能在不改变伤员体位的情况下将伤员移上担架。在狭窄地带、山区、塌方或火灾现场，要依靠救援护理人员协助伤员移出危险区，并搬运至安全地带或救护车上。尽管这个过程短暂，但也应十分谨慎小心，处理恰当，否则会前功尽弃。如将脊柱损伤者随便抱扶至担架，可加重其骨折或损伤脊髓。

（二）搬运方法

1. 常用担架：担架的种类很多，除特制质量较好的担架外，简易的担架有以下几种。

（1）帆布担架。帆布担架构造简单，由一幅帆布、两根木棒、两根横铁或横木、两根负带和两根扣带组成。该担架适用于内科系列伤员，脊柱损伤者禁用。

（2）绳索担架。多为临时制成。用木棒或竹竿两根扎成长方形之担架状，然后缠以坚实的绳索即成。

（3）被服担架。取两件衣服或长衫、大衣翻袖向内成两管，插入两根木棒，再将纽扣扣好即成。

2. 上担架法：在尽可能不改变伤员体位的情况下，将伤员平抬上担架。如3人搬运，每人将双手平放在伤员的头、胸背、臀部、下肢下面，使伤员的头、躯干、四肢保持在同一水平，听统一号令，将伤员一同抬起，平移放在担架上。如搬运者是两人，可用一床单或毯子轻轻平塞入伤员身下拉平展开，搬运者站在伤员头、脚部，拉起床单的四角，共同用力平兜起伤员移置于担架上。注意床单要结实完好，两人用力一致以免摔伤伤员。如果使用的是可以拆装的帆布担架，则可拆下担架上的帆布，将其平铺在伤员身下面，再将两根长杆插入帆布的侧筒中，即可将伤员移至担架上。

3. 徒手搬运法：当现场找不到担架、转运路程较近，而且伤情又允许时，可采用此法。但徒手搬运无论对搬运者还是伤员都比较劳累；对病情较重的伤员，如骨折、胸部创伤者不宜使用此法。

（1）单人搬运法。①搀扶法：适用于神志清楚、行动困难但不能自行脱离危险区的伤员，救护人员站在伤者一侧，拉起近侧手臂，使伤者手臂搭在救护者的颈部，然后救护者用外侧的手牵着伤者手腕，另一只手环绕住伤者腰部，并抓牢伤者衣服，使其依靠救护者的身体协助行动。②拖运法：使伤者平躺，两臂弯曲并搭放在胸前，救护者蹲在伤者头前方，双手置于伤病员腋下，抓紧腋下衣服使伤者头依附在救护者的前臂上，然后，向后用力使伤员在地上平移，直至拖行出危险区。③背负法：救护者站在伤者前面呈同一方向，微弯背部将伤者背起。但对胸部、脊柱创伤者不宜采用此法。如伤者卧于地上不能站立，则救护人员可躺于伤者一侧，一手紧握伤者肩，另一只手抱其腿，用力翻身，使伤者负于救护者背上，而后慢慢起来。

（2）双人搬运法。①椅托式：又称座位搬运法。甲乙两救护者在伤者两侧对立，甲以右膝而乙以左膝跪地，各以一手置于伤者大腿之下而相互握紧，另一只手彼此交替而搭于肩上，支持伤者背部以免跌下。②拉车式：由两个救护者实施。一个站在伤者头部，两手置于伤者腋下将其抱入怀内；另一个站在伤者足部，跨在伤者的两腿中间用手托起其大腿，两人步调一致慢慢抬起卧式前行。

4. 上、下救护车法：救护车上多安置有轨道滑行装置，上车时要注意伤者头部在前，将担架放在轨道上滑入车内。如无此装置，救护人员应合力将担架抬起，保持头部稍高位抬入救护车内。将担架抬下救护车时，救护人员要注意保护伤者，如从轨道上滑行，要控制好滑行速度，尽可能保持担架平稳。

第二节　伤病员转送途中的护理

一、伤病员转送途中护理的必要性

灾难发生时，绝大多数情况下系在较短的时间内突然造成大批的伤病员。由于现场环境恶劣、条件限制、场地狭小、人员拥挤，不允许就地抢救大量伤病员，必须将伤病员转送出去，方能实施有效救治。因此，做好转送途中的护理处置工作，对确保转送途中伤病员的安全，减轻伤病员的痛苦，预防和最大限度地减少并发症，降低伤残率和死亡率都有十分重要的意义。

二、伤病员转送前的要求

1. 根据不同灾害和伤情，转运前必须将伤病员进行大致分类，一般分轻、中、重、危四类，并对受伤部位做出鲜明的标志，以利途中观察与处置。

2. 注意发现危及生命的症状及体征，如出血、内脏穿孔、发热抽搐、呼吸道阻塞、骨折等，都应在转送前做紧急处理，以防转送途中伤情恶化导致死亡。

3. 对失血过多的伤病员，除止血包扎外，应给予静脉补液或输注血浆代用品，纠正和预防失血性休克，以保证安全转运到达目的地。

4. 对接触的每个伤病员应做必要的检查，发现伤处注意保护。

三、不同转运工具转送的特点与途中护理要求

转运伤病员所用的工具，归纳起来有：担架（木板）、平板车、马车、汽车、火车、轮船、飞机等。下面根据不同转运工具的注意事项和护理要求做一阐述。

（一）担架（木板）转运伤病员的护理

木板、担架是转运伤病员最常用的工具，因其结构简单、轻便耐用，无论是短距离转运还是较长路段的转送，不管是农村山区，还是海岛丛林、码头车站，都是一种极为常用的转送工具。

1. 担架转送伤病员的特点：担架转送伤病员较为舒适平稳，转运途中对伤病员的影响小，适用于各类伤病员。它简单灵便，不受地形、道路等条件限制，担架不足时还可利用木板、树枝、竹竿等就地取材，临时制作以供使用。缺点是非机械化，速度慢，占用人力多（一般需 4 人抬 1 人），担架员搬运途中消耗体力大。在寒冷、强风、雨雪等恶劣气候情况下影响使用，需加用保温、防雨等措施，否则会使伤员冻伤、感染、病情变化。

2. 伤员在担架上的体位：一般伤病员在担架上取平卧位。有恶心呕吐的伤病员，应取侧卧位防止呕吐物吸入气管或造成窒息。对有颅脑损伤、昏迷等情形的伤病员，应将头转向一侧以防舌根后坠或分泌物阻塞咽喉与气道。必要时将舌牵出用别针别在衣服上。胸、肺部损伤伤病员常有呼吸困难，可用一支架或被褥将背部垫起或取半卧位，这样可使症状减轻。担架在行进中，伤病员头部在后，下肢在前，以便随时观察病情变化。如伤病员面色、表情，呼吸是否平稳，有无缺氧等。

3. 使用止血带的伤员：应每隔 40～50min 松解一次，每次 3～5min，松解止血带时要用力按压住出血的伤口，以防发生大出血造成休克。

4. 对颅脑损伤者应注意观察双侧瞳孔是否等大等圆，对光反射是否灵敏，如出现头痛、呕吐、颈部抵抗、心率变慢等，说明有出血或脑水肿、颅压增高征象，应及时采取止血、脱水、降颅压等措施。

5. 担架在行进途中，担架员的步调力求协调一致、平稳，防止前后左右摆动，上下颠簸而增加伤员痛苦。另外，最好在担架上捆 2 条约束带将伤病员胸部和下肢与担架固定在一起以防其摔下。

6. 为防止压伤和压疮发生：每隔 3～4h 应翻身或调整体位一次，在骨隆突处适当地加以拍打按摩以促进血液循环，并在该处加垫海绵、纱布等软物加以保护。

7. 为防止伤病员和担架员疲劳，途中应定时休息，并利用休息时间查看伤

病员的体温、脉搏、呼吸、血压及进行必要的护理。如更换绷带、纱布，给注射、服药，并协助伤员排大小便、进食、饮水、调整体位等。

8. 护送中带有输液管、气管插管及其他引流管道的伤病员，必须注意保持管道通畅，防止滑脱、移位、扭曲、受压和阻塞等，必要时可指定专人观察和保护。

9. 注意防雨、防暑、防寒，担架上应有备用雨布、棉被、斗篷、热水袋等，以便在冬季保暖防冻，夏季防晒、防雨。

10. 妊娠晚期孕妇转运：在担架上要倾斜30°，以减轻对膈肌的压迫。

（二）汽车转运伤病员的护理

1. 汽车转运伤员的特点：汽车转运伤病员，因具有快速、机动、受气候条件影响小等特点，为转运伤员重要工具之一。常用的有救护车、客车、卡车等，其中以装有各种急救器材的救护车最为理想。但是，汽车在不平的山路、土路上行驶时颠簸较严重，难以在行驶中施行抢救。另外，部分伤员易发生晕车、恶心呕吐的情况，会消耗体力，加重病情，给生活护理增加难度。

2. 汽车转运伤员的护理要求。

（1）合理安排车辆。伤员乘坐的车辆，应由医护人员统一安排。原则上危重伤病员及路途上需要输液、吸氧、抢救的伤病员应使用救护车或带有急救设备的客车运送；轻伤病员或途中一般不需要实施治疗的伤病员可用大客车或卡车运送。

（2）对于转送途中有生命危险的伤病员，如大出血，骨折固定不确定，休克，体温、脉搏、血压等生命体征尚不稳定者，应暂缓用汽车长途转送。

（3）体位的放置要合理。一般重伤病员均可取仰卧位。胸部伤呼吸困难者，取半卧位并给吸氧。颅脑损伤和呕吐的伤病员头应偏向一侧以防止发生窒息。长骨骨折伤病员应将伤肢放在合适位置，背部及两侧用棉垫或被褥垫好并固定牢靠，防止行进中的颠簸摩擦撞击产生疼痛及再次损伤血管神经。

（4）严密观察伤情。转运途中护理人员应加强责任心、勤问勤查、监护伤病员。注意伤病员面色、表情、呼吸深浅、均匀度。观察呕吐物、分泌物及引流液颜色，伤病员伤口敷料浸染程度等情况。发现异常情况及时处理。

（三）列车转送运伤病员的护理

列车上的护理：在转送大批伤病员时，每节车厢伤病员的病情轻重应加以调配，转运人员对重伤病员必须重点加以护理。应做到如下几点。

1. 对特殊或重伤病员做明显标志：由于伤病员多又分上中下三层，给转运途中的观察治疗护理带来困难。因此，对出血、瘫痪、昏迷、截瘫等危重伤病员，必须在其身旁挂有醒目标记，以便对其重点实施观察护理。

2. 要做到四勤：勤巡回、勤查体、勤询问、勤处理。只有这样才能及时发现病情变化，及时给予处置。如本车厢处理抢救困难，应立即报告请求他组援助，以保证伤员安全顺利到达目的地。

3. 全面观察、重点监护：列车在行进中伤病员的伤情会随时发生变化，危重者可因及时救治转危为安，轻伤病员也可因护理不周而使伤情恶化。因此，对列车上的所有伤病员无论伤情轻重，医护人员都有责任认真检查，细心照顾。注意生命体征的观测，采取一看、二摸、三听的办法以便及时发现伤情变化。①看：就是看病员的脸色、表情、姿势、呼吸的深浅及均匀程度，有无烦躁不安等。如伤员面色苍白，表情淡漠，出冷汗，可能系出血性休克。表情痛苦可能由于伤口恶化、创伤骨折疼痛等所致。如口唇四肢末梢发绀，系缺血、缺氧所致。若面色潮红、惊厥，可能有高热、伤口感染的存在。内腔引流物或呕吐物出现咖啡色时说明该处有可能为内出血，若变成鲜红色说明有活动性出血，均应立即采取措施。另外要注意观察伤病员瞳孔大小，对光反应灵敏度等。如双侧瞳孔不等大或眼球转动失灵，可能为脑出血、脑水肿或已形成脑疝。应考虑静脉给予止血、脱水、利尿，降颅压等药物。②摸：用手触摸伤病员的皮肤、温度、湿度、脉搏的频率和强弱。如失血过多进入休克前期，伤病员可出现皮肤湿冷、脉搏细弱；另外包扎伤口的绷带纱布松紧程度，腹部肌肉有无紧张及压痛、反跳痛，有无腹腔积液及尿潴留等均靠医护人员细心用手触摸。③听：听伤病员有无呻吟、声音嘶哑、哮喘、咳嗽、气短，肺部有无干湿啰音、喘鸣、心律不齐、肠蠕动异常等不正常的声音。这些声音的存在和强弱变化可提示病变部位病情变化。如伤病员由原来的呻吟不止逐渐转入安静状态，要高度警惕，可能病情恶化。

4. 注意各种导管保持良好功能：伤病员中由于病情需要可能带有输液管、气管插管、胃肠减压管、导尿管、胸腔及腹腔引流管等。各种导管必须按要求加以保护，尤其当伤病员躁动或列车晃动时管道极易脱出、坠入、移位、扭曲、阻塞等。为确保管道通畅应做到：①加强固定，在搬运前用胶布、缝线、绷带纱布等牢牢加以固定。②各种引流管要留有一定的长度以方便站立和左右翻身。③定时抽吸防止引流物形成凝块阻塞。④注意保持管道清洁，加强无菌操作，导管外口要覆盖无菌纱布或罩单。脱出的导管不经消毒处理或更换，禁止随意再次连接，防止带入细菌导致感染。

5. 保持伤员合适体位：合适的体位不但能减少伤员痛苦，而且是一种有效的治疗措施。如下肢损伤或手术的伤病员转运途中应适当抬高 15°~20°，以减少伤口的出血、水肿造成的胀痛不适。颅脑伤病员则应垫高头部，并用沙袋固定头部以减少震动和损伤。对气胸和腹部损伤的伤病员可用被褥或大衣垫成半卧位。伤病员足部可朝向车厢通道，身子靠在车厢壁上。这样既利于伤病员呼吸，又利于观察伤病员面部表情。对于高位截瘫的伤病员，除取平卧位，还应注意保持头颈部的稳定。

6. 做好危重伤病员的生活护理：对车厢中昏迷、瘫痪和其他重伤病员除积极治疗外，还应做好生活护理，定时给予翻身拍背、刷牙漱口以防压疮和感染的发生。对烦躁不安、神志不清伤员的衣食住行，根据气候温度随时增减被褥和衣服，注意饮食卫生。对不能自行进食的伤病员，工作人员应喂水喂饭，并协助其大小便。对剩饭剩菜、果皮垃圾以及大小便随时清理，以保持车厢内清洁卫生，减少传染病的发生。

（四）飞机转运伤病员的护理

1. 飞机运送伤病员的特点：利用飞机运送伤病员已日益普及，飞机运送伤病员具有速度快、效率高、平稳舒适等优点，且不受道路、地形的影响。但是，飞机运送伤病员也有不足之处，例如随着飞行高度的上升，空气中氧含量减少，氧分压下降。一般每升高 1000m，氧分压则下降 2.4～2.7kPa（18～20mmHg），含氧量低对心肺功能不全患者会加重病情。另外，飞机上升及下降时，气压的升降变化会使开放性气胸的伤病员纵隔摆动而加重呼吸困难。腹部手术的伤病员则可引起或加重腹部胀气、疼痛、伤口裂开。飞机的噪声、震动、颠簸亦可引起伤病员晕机、烦躁、恶心、呕吐等。

2. 空中转运时的护理要求。

（1）伤病员在机中摆放的位置。大型运输机，伤病员可横放两排，中间为过道，便于医护人员巡视治疗。休克伤病员因血容量少血压低，头部应朝向机尾以免飞行中引起脑缺血。若系直升机，伤病员应从上到下逐层安置担架。危重伤病员最好放在下层以利抢救。

（2）高空中温度、湿度较低。气管切开插管患者应配用雾化器、加湿器等，使之保持空气湿润防止气管内分泌物黏稠结痂而阻塞气道，或定时在气管内滴 1～2mL 生理盐水和抗生素，反复滴入吸出以保持清洁湿润。对闭式气管插管的气囊在空运中要避免气压降低引起的膨胀，压迫气管黏膜造成缺血性坏死，气囊内空气注入量应适当减少，待飞机着陆后再适当补充。

（3）外伤导致的脑脊液漏患者，因空中气压低会增加漏出量。要用多层无菌纱布加以保护，严谨堵漏，预防逆行感染。

（4）头面部外伤波及中耳及鼻旁窦时，空气可能由此进入颅腔，引起颅内压增高。可在鼻道内滴入麻黄素、肾上腺素等血管收缩药，以保持中耳鼓室、鼻旁窦与外界畅通。

（5）昏迷患者因眼球易外露致角膜干燥，要定时滴氯霉素眼液，使用眼膏，在眼球上覆盖无菌湿纱布加以保护。

（6）注意伤病员身上各种导管的保护。

（7）做好机舱内检疫消毒工作。发现有传染病患者应立即登记标明，在到达转运终点后进行隔离治疗。伤病员搬运完毕应彻底清理仓内污物、垃圾，并进行机舱消毒。

（五）轮船转运伤病员的护理

轮船是水路运送伤病员的理想工具。但由于风浪大时颠簸厉害，极易引起晕船，转运中应注意如下事项：

1. 上船前应详细了解会晕船者，无论工作人员还是伤病员，晕船者一律服用茶苯海明予以预防。

2. 有昏迷、晕船呕吐者，将其头转向一侧，防止呕吐物吸入气管引起窒息。

3. 随时清除呕吐物、果皮、垃圾，保持船舱清洁，防止传染病的发生。

4. 病情观察与途中急救护理措施同陆路转运。

第三节　昏迷病员的护理

昏迷是最严重的意识障碍，即意识完全丧失，病员仅存脑干和脊髓反射，主要特征为意识障碍、随意运动丧失、对外界刺激失去正常反应，但生命体征如呼吸、脉搏、血压和体温尚存。导致疾病的原因很多，只有及时明确病因、积极治疗，才能挽救昏迷病员的生命，而精心细致的护理是成功救治的重要保证。

一、病情观察

（一）意识状况

在护理昏迷病员过程中应随时观察病员意识变化，可用疼痛刺激。如压迫眶上神经、压迫胸大肌或针刺等来判断昏迷的程度。也可根据睁眼、语言及运动等反应按 Glasgow 计分法对意识进行分级。具体方法如下：

1. 睁眼反应：自发性睁眼 4 分、语言刺激可引起睁眼 3 分、疼痛刺激可引起睁眼 2 分、不能睁眼 1 分。

2. 语言反应：问题回答正确 5 分、语言错乱 4 分、词句不确切 3 分、语音难理解 2 分、不能语言 1 分。

3. 运动反应：能按指示动作 6 分、有定位性动作 5 分、有回缩反应 4 分、有异常屈曲反应 3 分、有伸直反应 2 分、不动 1 分。

以上三项合计最高15分，低于9分属于浅昏迷，7分以下则为深昏迷。病员昏迷加深常表示病情加重，此时应立即报告医生并协助进行急救处理。

（二）瞳孔变化

观察瞳孔变化对判断病情和及时发现险情非常重要，正常瞳孔两侧对等直径为2~5mm。脑部病变者如遇一侧瞳孔散大、对光反射消失、意识障碍加深，常提示有小脑幕切迹疝形成；双侧瞳孔散大，对光反射消失，伴病理性呼吸暂停或去大脑强直常为枕骨大孔疝所致。以上情况说明病情极其危重，应立即通知医生进行脱水等处理，必要时应实施手术减压。

（三）生命体征

生命体征包括血压、脉搏、呼吸和体温，它们是反映患者病情变化的指征。如患者表现为“两慢一高”即呼吸、脉搏减慢，血压升高，常为颅内压增高所致。呼吸节律紊乱常是脑干衰竭的早期表现，如脉快、血压下降，呼吸急促而不规则，应考虑有血容量不足或酸中毒等，体温升高可能为伤口或肺部、泌尿道等感染所致，均应及时报告医生，采取有效治疗措施。

二、呼吸道护理

昏迷病员各种反射包括咳嗽与吞咽反射均受限或消失，极易窒息或导致呼吸道感染，故加强呼吸道护理十分重要。

（一）保持呼吸道通畅

昏迷病员痰量多而黏稠，加之病员咳嗽反射减弱痰不能咳出，易致肺部感染。此时即使大量使用抗生素，也难以控制。故应勤吸痰，并于每次翻身前后叩背和吸痰以利于两侧支气管内痰液排出。吸痰管插入长度以相当于口鼻腔至咽后壁的深度为宜，每次吸痰，吸痰管均应插入适当深度后再开启吸引器，边吸边退出吸痰管，直至吸痰管全部退出。

（二）吸氧

昏迷病员无论病因如何，脑组织均处于缺氧状态而出现脑水肿。因此对病员进行间断或持续低流量吸氧，以改善供氧，减轻脑水肿。应经常检查吸氧管的通畅情况，以免被痰痂阻塞影响有效吸氧。

（三）人工辅助呼吸

应用人工辅助呼吸的指征为：

1. PaO_2<6.67kPa（50mmHg），$PaCO_2$>6.67kPa（50mmHg）。
2. 无自动呼吸或呼吸过速（>40次/分钟）过缓（<10次/分钟），节律不规则。

3. 弥漫性脑挫伤颅内压>5.33kPa（544mmH_2O），呈去大脑或去皮层强直的严重脑干损伤患者。

（四）呼吸机管理

使用呼吸机应注意通气压力的变化。压力增高常提示气道阻塞或肺部顺应性降低，压力降低则可能由于进气量不足或气囊破裂，管内有液体所致，均需及时处理。定压定时型呼吸机对潮气量不能定量显示，临床上可根据胸廓的起伏，进气时限长短及呼吸音强弱，并结合血气分析加以判断和调整。

（五）气管切开

对昏迷较深、呼吸功能一般72h不能改善者，应考虑作气管切开。术后应注意：

1. 保持环境清洁、安静：保持环境空气清新，室温控制在22℃，相对湿度控制在60%左右。

2. 勤吸痰：注意清除套管内及口腔和鼻腔内的分泌物，防止咯出的痰液返入气管。对管道内痰痂应给予清除。

3. 如分泌物过稠，可按时向套管内滴入定量化痰液体（以生理盐水100mL，庆大霉素8万单位和糜蛋白酶5mg配成液体），也可对呼吸道行雾化吸入，每天多次。

4. 气管套管每4h要清洗消毒一次，气管气囊每4h放气一次，时间为30min。套管口应盖双层温盐水纱布，防止灰尘及异物吸入，并改善吸入空气的湿度。

5. 病员体位不宜变动过多：头颈及上身保持在同一水平，翻身或改变体位时应同时移动头部和躯体以避免套管移动而刺激气管脱出。

三、消化道护理

颅脑损伤或烧伤、休克、败血症、尿毒症、大手术后均可因丘脑受损或神经体液调节紊乱而导致应激性胃溃疡并发上消化道出血，应予警惕。如病员呕吐咖啡样液体或排出黑便，提示消化道出血。此时应立即报告医生及时使用受体阻断剂如雷尼替丁、西咪替丁或奥美拉唑等药物予以控制。酌情进行胃肠减压，做好各项抢救准备工作。

四、营养护理

昏迷病员都有不同程度缺氧，机体水电解质、酸碱失衡，营养不良等，机体抵抗力差，容易并发各种疾病。因此，加强营养非常重要。

1. 静脉输液：应保持静脉通道畅通，持续输液，给予维生素及各种能量合剂和脑细胞活化剂，促使脑细胞功能恢复。

2. 鼻饲：昏迷持续 2 天以上、肠鸣音存在者可进行鼻饲进食，以增强营养摄入。内容以含有多种营养成分的混合牛奶为主，也可喂以菜汤等。注意计算摄入热量以每天1500cal（6240J）为宜，饮食温度以 37℃左右为宜。每天 6 次，每次 300mL。每次灌注鼻饲营养液后，即注入 50～100mL 温开水，增加体内水分，防止胃管内堵塞，预防感染。

五、中枢性高热护理

昏迷病员因脑部受损或并发感染等均可出现高热。而高热本身又可加重脑缺氧，对昏迷十分不利。故凡遇高热病员，除积极寻求病因加以治疗外，应采取适当措施予以降温。具体方法如下：

1. 冰袋、冰帽降温。
2. 用浓度为 30%～35%的酒精擦浴。
3. 药物降温：可应用适量退热剂，如复方氨基比林、柴胡注射液等。
4. 对体温持续不退者酌情选用冬眠合剂（氯丙嗪 25mg+异丙嗪 25mg）每 6h 肌内注射 1 次，同时辅以物理降温。

六、泌尿系统护理

昏迷病员常有尿潴留或尿失禁，应予处理。对尿失禁者可实施假性导尿或直接用塑料袋接尿；对尿潴留者先用针刺、按摩等促使排尿，无效者予以留置导尿。留置导尿应注意以下几点：

1. 严格执行无菌操作技术。
2. 妥善固定气囊导尿管，按要求更换无菌引流袋及导尿管。
3. 保持导尿管通畅，必要时行膀胱冲洗。
4. 每日做会阴及尿道口护理 1～2 次。
5. 观察尿液性状、颜色、量，并记录；定期检验尿常规和尿培养，如有尿路感染，应及时选用有效抗生素治疗。

七、观察记录出入量

昏迷病员由于缺氧、抽搐、高热、呕吐等原因或由于治疗中使用激素、脱水、利尿、限制水盐摄入量等因素，常伴有水、电解质紊乱和酸碱失衡。严格观察记录出入量并根据病情调整治疗方案。对不能进食超过 3 天的病员，应计算每天液体出入量，定期检测血常规、尿常规、电解质浓度。发现异常及时通知医生加以处理。输液次序随病情不同而异，如对有失血休克倾向的病员宜先输血，而对有严重脑水肿者宜先行脱水疗法而后酌情输液。一般状况下，切忌输液速度过快，以免加重脑水肿或肺水肿而导致病情恶化。出入量记录必须及时准确。

八、加强肢体功能锻炼

昏迷病员肢体多无自主运动，久之则可出现关节僵直及肌肉挛缩，故应尽早对病员进行肢体被动功能锻炼。按摩病员肢体，并做被动伸屈运动，每天 2 次，同时辅以理疗和针灸治疗。

九、口腔和眼部的护理

（一）口腔

昏迷病员由于吞咽反射减弱或消失，口腔及呼吸道分泌物的残留，容易使细菌繁殖而发生口腔炎、黏膜溃疡及化脓性腮腺炎等并发症。故应及时清除口腔内分泌物，用生理盐水或 3%过氧化氢清洗口腔，每天 2 次。口唇涂以液状石蜡油以防干燥裂口，口唇裂口者可涂抗生素软膏。

（二）角膜

昏迷病员由于眼睑闭合不全，角膜外露引起角膜干燥坏死或继发感染等导致视力障碍。一般应用眼罩、使用凡士林纱布覆盖保护或用胶布牵拉上下眼睑使之闭合，并定时滴以抗生素溶液或涂以抗生素油膏。一旦发现角膜光泽消失或浅层混浊，更应加强角膜的护理，必要时缝合眼睑。

十、皮肤护理

做好皮肤护理是预防压疮的关键：

1. 勤翻身并保持皮肤的清洁和干燥，避免长期受压，定时翻身（不可在床褥上拖拉以免擦伤皮肤）。

2. 对于易发生压疮部位，如骶尾、踝部、足跟部、肩胛部、髂后上棘、头皮等处，应避免长时间受压。可用减压敷料贴、海绵垫、轮流充气气垫床等缓解压力，并保持床单平整干燥，湿污后随时更换。

3. 局部皮肤发红是压疮发生的前驱征象，须及时去除原因、解除压力与刺激，一般短期内即可消退。

4. 皮肤擦伤或有水泡形成时，应按外科常规处理创面，并在无菌条件下抽出液体，局部敷以无菌纱布或水胶敷料贴，不久即可愈合。

5. 对压疮已形成者，可根据皮肤损伤程度，选择不同的专用于压疮的系列护理敷料或外科换药等方法治疗。

第三章　危重症患者功能监测与评估

危重症患者功能监测与评估是指应用监测手段与评估技术，针对危重症患者的循环系统、呼吸系统、神经系统、消化系统、泌尿系统以及疼痛、镇静、营养状态等状况进行动态监测和评估，以便及时有效地反映患者全身功能状态、精神心理反应与疾病严重程度，及时发现病情变化与预测转归等。

第一节　呼吸系统功能监测与评估

一、监测要点

（一）呼吸频率

呼吸频率指每分钟的呼吸次数，反映患者通气功能及呼吸中枢的兴奋性，是呼吸功能监测中最简单、最基本的监测项目。可用简单的目测计数，也可用仪器测定。正常成人呼吸为10~18次/分，小儿随年龄减小而增快，8岁儿童约为18次/分，1岁为25次/分，新生儿为40次/分左右，如成人呼吸<6次/分或>35次/分均提示呼吸功能障碍。

（二）呼吸幅度、节律及呼吸周期的呼吸比率

1. 呼吸节律：指呼吸的规律性，正常呼吸应是节律自然而均匀。观察呼吸节律的变化，可以及时发现异常呼吸类型，提示病变部位，如伴有喘鸣和呼气延长的呼吸状态，多由慢性阻塞性肺疾病所致；呼吸频率快、潮气量小、无气道狭窄和阻塞却有呼吸急促表现，可见于肺、胸廓限制性通气障碍，急性呼吸窘迫综合征、心脏疾病和其他心肺以外疾病。

2. 呼吸幅度：指呼吸运动时患者的胸腹部起伏程度，一般男性及儿童以腹式呼吸为主，女性以胸式呼吸为主。正常胸式呼吸时两侧胸廓同时起伏，幅度一致。呼吸运动时胸腹部的起伏幅度可以大致反映潮气量的大小。胸式呼吸不对称时常提示一侧胸腔积液、气胸、血胸或肺不张等；胸式呼吸增强常因腹部病变或疼痛限制膈肌运动而引起；胸式呼吸减弱或消失可见于两侧胸部均有损伤或病变，亦可见于高位截瘫或肌松剂作用所致；胸式呼吸与腹式呼吸不能同

步常提示有肋间肌麻痹。

3. 常见的异常呼吸类型。

（1）深浅不规则呼吸。常以深浅不规则的方式进行呼吸，多见于周围循环衰竭、脑膜炎或各种因素引起的意识丧失。

（2）叹息式呼吸。呼吸呈叹息状，多见于神经质、过度疲劳等患者，有时亦可见于周围循环衰竭患者。

（3）蝉鸣样呼吸。因会厌部发生部分阻塞，空气吸入困难使患者在吸气时发生高音调啼鸣声。吸气时患者的肋间及上腹部软组织内陷。

（4）点头式呼吸。因胸锁乳突肌收缩所致，在吸气时下颏向上移动，而在呼气时下颏重返原位，类似点头样，故此得名。多见于垂危患者。

（5）潮式呼吸。这是一种交替出现的阵发性的急促深呼吸及此后出现的一段呼吸暂停。

（6）鼾音呼吸。患者在呼吸期间可闻及大水泡音，主要是上呼吸道有大量分泌物潴留，当空气进出气管时形成。多见于昏迷或咳嗽反射无力者。

（7）哮喘性呼吸。发生在哮喘、肺气肿及其他喉部以下有阻塞者，呼气时间较吸气时间明显延长，并有哮鸣。心源性哮喘是哮喘性呼吸困难的一种，以左心室病变引起者为多，表现为阵发性端坐呼吸，呼吸困难常在夜间及劳累后出现，可持续数分钟到数小时。

（8）紧促式呼吸。呼吸运动浅促而带有弹性，多见于胸膜炎、胸腔肿瘤、肋骨骨折、胸背部剧烈扭伤、颈胸椎疾病引起疼痛者。

4. 呼吸周期的呼吸比率：又称吸呼比，指一个呼吸周期中吸气时间与呼气时间之比。正常吸呼比为1 ∶ 1.5~1 ∶ 2，吸呼比的变化反映肺的通气与换气功能。可通过直接目测或使用人工呼吸机（非控制呼吸时）呼吸活瓣的运动情况进行评估，精确测量时需通过呼吸功能监测仪来测定。

二、常用监测技术

（一）脉搏血氧饱和度（SpO_2）监测

这是一种无创、连续的SpO_2监测方法。原理是血氧仪用发光极管作为发光器，光敏二极管作为光探测器，通过发光的二极管发出一定波长的红光（660nm）测量去氧血红蛋白（Hb），发出的红外光线（940nm）测量氧合血红蛋白（HbO_2）。HbO_2和Hb对特定波长的光线吸收程度不同，血氧仪将这些信号转换为SpO_2和脉搏的数值，故又称双谱法。

1. 适应证。

（1）持续监测SpO_2。

（2）及时发现患者出现的低氧血症。

（3）指导机械通气患者呼吸模式选择和参数调节。

2. 禁忌证：无绝对禁忌证。

3. 操作方法。

（1）根据血氧仪型号、肢体末梢温度情况选择放置探头的合适位置。

（2）妥善固定探头。

（3）保持探头所测位置的温度，确保测量数据准确。

（4）定时变换探头位置，避免皮肤损伤。

（5）注意监测 SpO_2 的动态变化，一旦发现 SpO_2 过低，立即查找原因并处理。

4. 注意事项：影响脉搏血氧饱和度测量准确性的原因包括下列几项。

（1）严重低氧血症，测量的数据可能不准确。此时密切监测血气分析，复核血气分析与 SpO_2 之间的差异。

（2）末梢循环灌注差（血压低、体温低）。

（3）异常血红蛋白，如贫血。

（4）探头与指甲、血氧仪与心电监护仪接触不良。

（5）皮肤颜色（皮肤黄疸、皮肤太黑）。

（6）指甲油影响。

（二）呼气末二氧化碳（$ETCO_2$）监测

这是使用无创技术连续监测 $ETCO_2$ 水平的一项临床检测肺功能的手段。原理是红外线二氧化碳测量仪发出红外线穿过呼出的气体，部分红外线被气体中的二氧化碳吸收，导致余下的红外线强度减弱。红外线二氧化碳测量仪测量出余下的红外线强度，计算出患者呼出的二氧化碳成分。

1. 适应证。

（1）机械通气患者，为重症患者的呼吸支持和呼吸管理提供明确指标，并可判断气管插管的位置。

（2）各种原因引起的呼吸功能不全。

（3）严重休克、心力衰竭和肺栓塞患者。

（4）神经外科手术患者有颅内高压患者。

（5）行 CPR 的患者。

2. 禁忌证：无绝对禁忌证。

3. 操作方法。

（1）确保带定标尺的导线、CO_2 模块及监护仪正确连接，避免短路。

（2）检查定标尺上标明的数值与监护仪显示的校准值是否相同。若不符，需校准。

（3）确保呼吸机回路、传感器及导线正确连接，监护仪屏幕则显示 $ETCO_2$ 浓度、吸入最小 CO_2（$IMCO_2$）、气道呼吸频率（AWRR）的数值及 CO_2 波形。

4. 注意事项。

（1）严重通气血流比例（V/Q）失调的患者，监测的 $ETCO_2$ 浓度不准确。

（2）红外线二氧化碳测量仪分主流型分析仪和旁流型分析仪两种类型。主流型分析仪是将传感器连接在患者的人工气道上进行监测，适用于建立人工气道的患者。旁流型分析仪是使用取样管经鼻腔从气道内持续吸出部分气体进行监测，适用于未建立人工气道的患者。

（三）动脉血气监测

这是客观评价患者的氧合、通气及酸碱平衡状况以及肺脏、肾脏和其他脏器的功能，为抢救危重患者提供重要的指标。原理是血气分析仪利用电极对动脉血中酸碱度（pH）、氧分压（PO_2）、二氧化碳（PCO_2）进行测定，然后根据测定结果及血红蛋白值计算出 HCO_3^-浓度［实际碳酸氢盐（AB）和标准碳酸氢盐（SB）］、CO_2 总量（TCO_2）、氧饱和度（SO_2）、碱剩余（BE）、缓冲碱（BB）等。

1. 适应证。

（1）机械通气的患者。

（2）心肺复苏后评估。

（3）急性呼吸窘迫综合征、呼吸衰竭患者。

（4）不明原因神志不清者。

（5）急性呼吸困难、气喘、心动过速者。

（6）术前评估。

2. 禁忌证：无绝对禁忌证，出凝血功能差者需谨慎动脉穿刺。

3. 操作方法。

（1）严格无菌操作采集动脉血，若是经动脉穿刺，穿刺后务必按压穿刺口，避免出现血肿。

（2）缓慢倾倒采血器 3~5 次，混匀样品后，排出第一滴血，采血器内如果有空气立即排出。

（3）根据血气分析仪提示进行操作，直至显示血气分析结果并打印。

（4）记录血气分析结果并报告医生，如结果异常，遵医嘱及时处理。

4. 主要指标。

（1）动脉血氧分压（PaO_2）。正常值范围 80~100mmHg。PaO_2 是判断缺氧和低氧血症的客观指标，一般 $PaO_2<60mmHg$ 可诊断为低氧血症。

（2）动脉血二氧化碳分压（$PaCO_2$）。正常值 35～45mmHg。$PaCO_2$<35mmHg 为过度换气，见于过度通气、低代谢状态或代谢性酸中毒并代偿性低碳酸血症。$PaCO_2$>45mmHg 为二氧化碳潴留，见于二氧化碳排出障碍或代谢性碱中毒伴代偿性高碳酸血症。若 $PaCO_2$>50mmHg 且 PaO_2<60mmHg 为Ⅱ型呼吸衰竭。该指标也是反映呼吸性酸碱平衡失调的主要指标。

（3）动脉血氧饱和度（SaO_2）。正常值 95%～98%。SaO_2 仅仅表示血液中氧与 Hb 结合的比例，多数情况下也作为判断低氧血症的客观指标；但与 PaO_2 不同的是，它在某些情况下并不能完全反映机体缺氧的情况。

（4）动脉血酸碱度（pH）。正常值为 7.35～7.45，是主要的酸碱失衡的诊断指标。pH 正常也不能表明机体没有酸碱平衡失调，还需结合其他指标进行综合分析。

（5）动脉血标准碳酸氢盐（SB）和实际碳酸氢盐（AB）。正常值 22～27mmol/L，是主要的碱性指标，两者区别在于 SB 不受呼吸因素影响，仅仅反映代谢因素 HCO_3^-的储备量，不能反映体内 HCO_3^-的真实含量。而 AB 受呼吸因素影响，反映体内 HCO_3^-的真实含量。

（6）动脉血 CO_2 总量（TCO_2）。正常值 24～32mmol/L。也是重要的碱性指标，主要代表 HCO_3^-的含量，<24mmol/L 时提示酸中毒，>32mmol/L 时提示碱中毒。

（7）碱剩余（BE）。正常值-3～+3mmol/L。代表体内碱储备的增加或减少，<-3mmol/L 提示代谢性酸中毒，>+3mmol/L 提示代谢性碱中毒。

5. 注意事项。

（1）若用注射器采血，采血前用肝素液湿润，并将肝素液排尽，避免过多的肝素液造成 pH 下降和 PO_2 升高，过多的肝素也会造成血液稀释，影响血红蛋白和血糖等数值。

（2）现采血现监测。标本放置时间过长，可导致 pH 和 PO_2 下降。

（3）注意避免空气进入标本，否则空气会影响 PO_2 值。

（4）准确输入数据，尤其体温。pH 与体温成负相关，PCO_2 和 PO_2 与体温成正相关。

（5）准确进行动脉穿刺采血，若误穿静脉，血气分析结果将与临床不符。因此必须全面了解病情，仔细分析结果，必要时重新采血检查。

（6）血气分析仪电极必须定时校正及更换。

三、常用评估方法

（一）病史及诱因

参与肺通气和肺换气的任何一个环节的严重病变，都可导致呼吸衰竭。

1. 评估患者是否存在气道阻塞性疾病：慢性阻塞性肺疾病、重症哮喘、异物痉挛性瘢痕、痉挛肿物、气管-支气管炎症等都可引起气道阻塞和通气不足，或伴有通气血流比例失调，导致缺氧和二氧化碳升高。

2. 评估患者是否存在肺组织病变：肺炎、肺结核、肺水肿、弥漫性肺纤维化等均可导致肺泡减少，有效弥散面积减少、肺顺应性降低、通气/血流比例失调，导致缺氧或者合并二氧化碳潴留。

3. 评估患者是否存在肺血管病变：肺栓塞、肺血管炎等导致通气/血流比例失调，部分血未经过氧合直接流到肺静脉，导致低氧血症。

4. 评估患者是否存在胸廓和胸膜病变：胸外伤造成连枷胸、严重气胸等均可影响胸廓运动和肺膨胀，造成通气减少和气体分布不均，导致肺通气和肺换气功能障碍，引起呼吸衰竭。严重的脊柱畸形、大量胸腔积液或伴有胸膜粘连肥厚、强直性脊柱炎等随着病情发展也可引起呼吸衰竭。

（二）症状与体征

1. 呼吸困难：评估患者的呼吸频率、深度，有无明显呼吸困难、呼吸频率增加等，观察有无口唇、指甲发绀。

2. 精神-神经症状：观察患者有无烦躁不安、嗜睡、昏迷、抽搐等。

3. 循环系统表现：①评估患者有无心动过速，血压下降。②观察有无体表静脉充盈、皮肤潮红、温暖多汗、血压升高等二氧化碳潴留表现。③观察有无颈静脉怒张、下肢水肿等右心衰竭表现。

4. 消化和泌尿系统表现：观察患者有无上消化道出血、尿量减少等。

（三）辅助检查

1. 动脉血气分析：PaO_2<60mmHg，伴或不伴 $PaCO_2$>50mmHg 为判断呼吸衰竭的主要指标。

2. 影像学检查：X 线胸片、胸部 CT 和放射性核素肺通气/灌注扫描等均可协助分析呼吸衰竭的原因。

3. 其他检查：①尿常规检查是否尿中可见红细胞、蛋白及管型。②血生化检查是否出现低血钾、高血钾、低血钠等。③肝肾功能检查谷丙转氨酶、尿素氮有无升高。

第二节　循环系统功能监测与评估

一、监测要点

（一）血流动力学监测

血流动力学监测是指根据物理学定律，结合病理和生理学概念，对循环系统中血液运动的规律进行定量、动态、连续的测量和分析，得到的数据不仅为危重患者提供诊断资料，而且能及时反映患者的治疗效果，从而使患者得到及时、正确、合理的救治，分为无创监测与有创监测两类。

1. 无创监测：是应用非机械性损伤的方法获得各种心血管系统的功能指标，使用安全方便，并发症少，目前被广泛应用于各种急危重症或生命体征不平稳的患者。

（1）无创动脉压监测。在急诊与 ICU 广泛应用的是自动测压法。

1）自动间断测压法：又称自动无创伤性测压，是临床应用最广泛的一种动脉压监测方法，主要采用振荡技术，使用充气泵定时进行袖带充气和放气，通过振荡波的衰减量计算血压值，能自动、定时显示出收缩压、舒张压、平均动脉压和脉率，且当血压超过预设的报警上限或低于报警下限时能自动报警，对伪差的检出较可靠，如肢体抖动时袖带充气即暂停，继而自动重新开始进行充气测压。

2）自动连续测压法：主要通过红外线、微型压力换能器或光度测量传感器等实现对瞬时血压的测量，可以反映每个心动周期动脉压的变化，但因需要与标准的无创伤性测压法校对，因而尚未在临床上得到广泛应用。

（2）无创心输出量监测。心输出量（CO）指一侧心室每分钟射出的血液总量，是反映心脏泵血功能的重要指标。正常人左右心室的射血量基本相等，对评价心功能、补液与药物治疗均具有重要意义。依据测压原理可分为胸腔生物阻抗法和多普勒心输出量监测。

2. 有创监测：指经体表插入导管或监测探头至心脏或血管腔内，以精准测定心血管系统的各项生理功能，操作相对复杂，有发生并发症的危险，临床应用时需掌握好适应证。

（1）有创动脉压监测。动脉穿刺置管后通过压力测量仪进行实时的动脉内测压，能够准确反映每个心动周期动脉收缩压、舒张压和平均动脉压的变化数值与波形，是一种常用的有创血流动力学监测方法。抗干扰能力较无创动脉压监测好，测量结果可靠，尤其适于严重低血压、休克、周围血管收缩或痉挛等患者的动脉压监测，如图 3-1 所示。

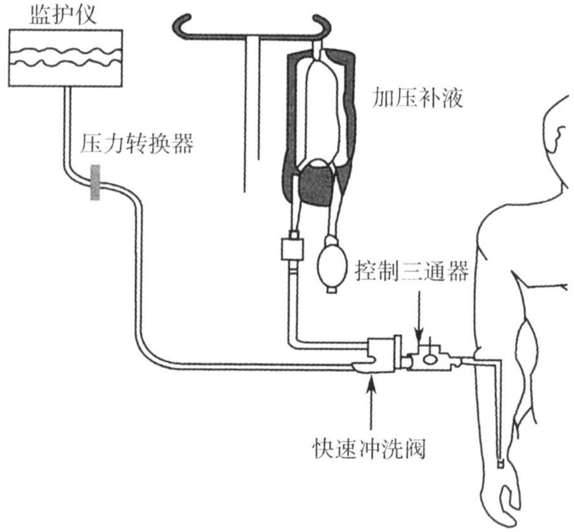

图 3-1　测压系统示意图

（2）中心静脉压（CVP）监测。它能够监测上、下腔静脉内的压力，严格地说指腔静脉与右心房交界处的压力，反映右心收缩前负荷，主要适用于各种严重创伤、休克、急性循环衰竭等危重患者的监测。正常值为 5～12cmH_2O（0.49～1.18kPa），小于 2～5cmH_2O 表示右心房充盈不良或血容量不足；大于 15～20cmH_2O 表示右心功能不良或血容量超负荷。CVP 监测对了解循环血量和右心功能具有十分重要的意义，可作为指导临床治疗的重要参考。但当患者出现左心功能不全时，单纯监测 CVP 则失去意义。

（3）脉搏指示连续心输出量（PICCO）监测。它是一种微创血流动力学监测技术，通过动脉穿刺置管和中心静脉穿刺置管，使用 PICCO 监测仪，利用经肺温度稀释法与动脉搏动曲线分析技术对心输出量进行连续测量，并监测胸腔内血容量（ITBV）、血管外肺水（EVLW）、脉搏连续心输出量（PCCO）、每搏量（SV）及动脉压力（AP）等指标。与 Swan-Ganz 导管监测相比，无须置管到肺动脉及肺小动脉，可以减少 Swan-Ganz 导管对于心脏内膜与瓣膜的损伤，能够准确地反映心脏前负荷和肺水肿类型，在一定程度上已成为替代 Swan-Canz 导管监测的有效血流动力学监测技术。

（二）心电图监测

心电图（ECG）监测是各种急危重患者的常规监测手段。

1. 心电图监测的临床意义：①持续观察心电活动。②持续监测心率、心律变化，监测有无心律失常。③观察心电波形变化，诊断心肌损害、心肌缺血及电解质紊乱。④监测药物对心脏的影响，并作为指导用药的依据。⑤判断起搏器的功能。

2. 心电图监测的分类。

（1）12 导联或 18 导联心电图。其是用心电图机进行描记而获得的即时心电图。12 导联心电图包括 3 个标准肢体导联，即Ⅰ、Ⅱ和Ⅲ导联；3 个加压肢体导联，即 avR、avL 和 avF 导联；6 个胸导联，即 V_1、V_2、V_3、V_4、V_5、V_6 导联。18 导联心电图是在 12 导联心电图基础上增加了 6 个胸导联，即 V_{3R}、V_{4R}、V_{5R}、V_7、V_8、V_9 导联。

（2）动态心电图。可进行 24~48 小时的动态心电图监测，常用于心律失常及心肌缺血患者，尤其是无症状性心肌缺血的诊断与评估。

（3）心电示波监测。通过心电监护仪连续、动态反映心电图的变化，对及时发现心电图异常起非常重要的作用，是目前急诊与 ICU 最常用的监测手段。由多台床旁心电监护仪、计算机、打印机及心电图分析仪等构成心电监护系统。

二、常用监测技术

（一）动脉穿刺置管术

1. 适应证。

（1）需行有创血流动力学监测的危重患者（如有创动脉压监测、PICCO 监测）。

（2）需反复采集动脉血进行血气分析监测的患者。

（3）经动脉施行某些检查或治疗，如选择性动脉造影、心血管疾病的介入治疗及经动脉行区域性化疗等。

2. 禁忌证。

（1）凝血功能障碍，有出血倾向者。

（2）穿刺部位感染者。

（3）穿刺处血管闭塞或严重病变，以及脉管炎患者。

3. 操作办法。

（1）物品准备。动脉穿刺针、无菌手术衣、无菌治疗巾、洞巾、注射器、无菌纱布、无菌手套、肝素盐水、局麻药（常用利多卡因）、肝素帽或无针接头、三通、透明敷贴、加压输液袋及其他与操作相关的用物。

（2）患者准备。

1）清洁皮肤，更换清洁衣裤。

2）完成排尿、排便。

3）躁动患者需适当约束。

（3）操作步骤。

1）选择穿刺动脉：①桡动脉，首选的穿刺动脉，穿刺点位于肱桡肌腱和桡侧腕屈肌腱之间，从腕部到远端桡骨头 2cm 处，如图 3-2 所示。穿刺前需进行 Allen 试验，具体方法：操作者用双手同时按压桡动脉和尺动脉，嘱患者反复用力握拳和张开手指 5~7 次至手掌变白，松开对尺动脉的压迫，继续保持压迫桡动脉，观察手掌颜色变化。若手掌颜色 10 秒之内迅速变红或恢复正常，表明尺动脉和桡动脉间存在良好的侧支循环，即 Allen 试验阴性，可以经该侧桡动脉进行穿刺。若 10 秒手掌颜色仍为苍白，Allen 试验阳性，表明手掌侧支循环不良，不应选择该侧的桡动脉进行穿刺。②股动脉，穿刺定位由髂前上棘至耻骨联合连一直线，在腹股沟韧带水平的中点稍下方可触及股动脉搏动，搏动最明显处即为穿刺点。

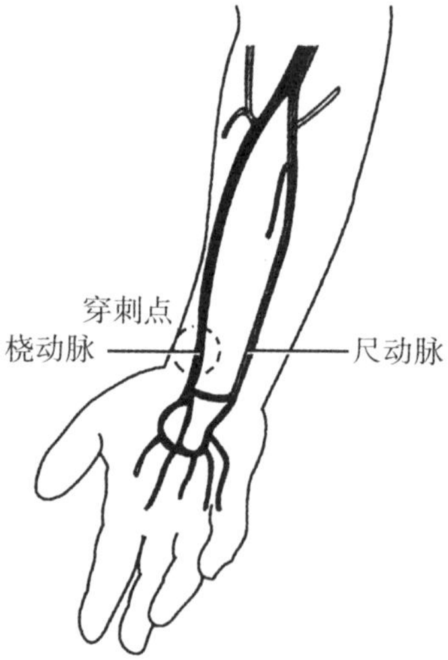

图 3-2　桡动脉穿刺点

2）消毒皮肤：以穿刺点为中心消毒皮肤，直径≥20cm；穿无菌手术衣，戴无菌手套，铺洞巾，遵守最大无菌屏障原则。

3）检查导管：用肝素盐水冲洗导管，检查动脉导管的完整性。

4）动脉穿刺：穿刺前可根据患者情况行穿刺点局部麻醉。穿刺者手持动脉穿刺套管针，桡动脉穿刺时将穿刺针与皮肤成 15°~30°穿刺，股动脉穿刺时成 45°，沿动脉走向进针，见鲜红血液快速回流针芯后将穿刺针尾角度适当压低，向前推动穿刺针 1~2mm，使针尖完全进入动脉管腔，然后将外套管送入动脉，抽出针芯。

5）连接管路：置管后连接加压冲洗管路，若进行有创动脉压监测还应连接测压管路系统。用无菌敷料固定导管，并做好记录和标识。

4. 注意事项。

（1）Allen 试验阳性者禁行同侧桡动脉穿刺。

（2）对婴幼儿、危重症、高龄等特殊患者，可采用超声引导下进行动脉穿刺。

（3）留置导管期间予以肝素盐水（一般 500mL 生理盐水中加入肝素 2 500U）持续冲洗，冲洗速度为 3mL/h，以保证导管通畅。抽取血标本后应立即用肝素盐水进行管路加压冲洗。

（4）严格无菌操作原则，预防感染。

（5）严密观察穿刺侧远端手指或足趾的颜色、温度，评估有无远端肢体缺血。

（6）严格掌握适应证，每天评估导管留置的必要性，预防导管相关血流感染。

（7）拔管后妥善压迫，防止局部血肿或血栓形成。

（二）深静脉穿刺置管术

1. 适应证。

（1）需监测中心静脉压的患者。

（2）需反复输入刺激性或高渗性药物的患者。

（3）长期肠外营养支持患者。

（4）行特殊检查、监测或治疗者（心导管检查、血液净化治疗等）。

2. 禁忌证。

（1）凝血功能障碍患者。

（2）穿刺部位有感染、血栓、放射治疗史、血管外科手术史的患者。

（3）胸廓畸形或有严重肺部疾病患者禁忌锁骨下静脉穿刺。

3. 操作方法。

（1）物品准备。深静脉穿刺包（内含穿刺套管针、注射器、扩张管、导丝、静脉导管等）、肝素盐水、局麻药（常用利多卡因）、肝素帽或无针接头、透明敷贴及其他与操作相关的用物。

（2）患者准备。①清洁皮肤，更换清洁衣裤。②完成排尿、排便。③躁动患者需适当约束。

（3）操作步骤。

1）安置患者体位：锁骨下静脉穿刺尽量取头低 15°的仰卧位，头转向穿刺对侧；颈内静脉穿刺取头低 15°~30°的仰卧位，头转向穿刺对侧；股静脉穿刺取仰卧位，穿刺侧大腿放平，稍外旋外展。

2）穿刺部位准备：选择穿刺静脉，定位穿刺点。①锁骨下静脉：首选右锁骨下静脉，分锁骨下和锁骨上两种进路穿刺。锁骨下进路：取锁骨中内 1/3 交界处，锁骨下方 1cm 处穿刺。锁骨上进路：取胸锁乳突肌锁骨头外侧缘，锁骨上方 1cm 处穿刺。②颈内静脉：首选右颈内静脉，包括经胸锁乳突肌三角的顶端（距锁骨上缘 2~3 横指）处穿刺的中路进路、经胸锁乳突肌前缘中点（距中线约 3cm）穿刺的前路进路及经胸锁乳突肌外缘中、下 1/3 交界处穿刺的后路进路。③股静脉：先触及腹股沟韧带和股动脉搏动处，在腹股沟韧带中、内 1/3 交界的外下方二横指（约 3cm）处，股动脉搏动点内侧 1cm 处即为穿刺点。

3）皮肤消毒：以穿刺点为中心消毒皮肤，直径≥20cm，采用最大无菌屏障原则。

4）检查导管：用肝素盐水冲洗导管，检查导管完整性。

5）置入静脉导管：按需要在穿刺前进行局部浸润麻醉，取注射器抽吸 10mL 生理盐水，连接穿刺针，根据选择的穿刺血管确定穿刺的角度，边缓慢进针边抽吸，至有落空感并吸出暗红色血液，提示已进入静脉。采用 Seldinger 技术置入导管：①从穿刺针尾端置入导丝。②拔出穿刺针，沿导丝推进扩皮器。③沿导丝置入导管，一般置入深度不超过 12~15cm。④拔出导丝。

6）检查、固定导管：抽回血，确认导管位于静脉内，用肝素盐水冲管，封管后缝合固定，并用无菌透明敷贴固定导管。

7）置管后处理：贴导管标签，整理用物。

4. 注意事项。

（1）严格无菌操作，避免同一部位反复穿刺，以免形成血肿或血栓，预防感染。

（2）治疗间歇期应进行导管维护，无菌透明敷贴至少 7 天更换一次，无菌纱布敷料至少 2 天更换一次，敷料受潮湿或有污染时，应立即更换。

（3）观察有无并发症发生，如血肿、血栓与栓塞、感染、堵管、局部皮肤过敏、管道折断、血气胸等，一旦发现及时配合医生进行处理。

（4）加强对患者的健康教育，告知患者勿擅自撕下贴膜，洗澡时避免浸湿敷料，避免高强度的手臂活动，防止管道滑出。

（5）每天评估留置导管。患者有发热时，应评估是否有导管相关血流感染，必要时行相关检查。

（三）有创动脉压监测

1. 适应证。

（1）严重低血压、休克、血流动力学不稳定和有潜在危险的患者。

（2）大手术或有生命危险的手术，术中与术后需加强监护的患者。

（3）使用血管活性药物进行抢救的患者。

（4）心搏骤停复苏后的患者。

（5）低温治疗或需控制性降压的手术患者。

2. 禁忌证。

（1）Allen 试验阳性者禁行同侧桡动脉穿刺测压。

（2）严重凝血功能障碍和穿刺局部皮肤感染者。

3. 操作方法。

（1）物品准备。动脉穿刺置管用物（参见动脉穿刺置管术）、压力传感系统（压力传感器及与其连接的测压管路）、肝素盐水、三通、输液加压袋、多功能监测仪（可进行有创压力监测）及其他与操作相关的用物。

（2）患者准备。

1）清洁皮肤，更换清洁衣裤。

2）完成排尿、排便。

3）躁动患者需适当约束。

（3）操作步骤。

1）动脉穿刺置管（参见动脉穿刺置管术）。

2）测压管路系统排气：用肝素盐水对测压管路系统进行预冲洗，使系统内充满液体并排出气泡，排气后将冲洗液的加压袋充气至 300mmHg。

3）连接管路系统：将测压管路分别与患者的动脉穿刺导管及监测仪的测压模块相连接。

4）测压仪调零：设置压力传感器位置（零点位置），仰卧位时相当于第 4 肋间腋中线水平，侧卧位时相当于胸骨右缘第 4 肋间水平。打开监测仪开关，将压力传感系统与大气相通，进行调零。

5）测量动脉压：将压力传感系统与动脉导管端相通，监测仪上可显示动脉压力波形与数值。

4. 注意事项。

（1）压力传感器高度应与心脏同一水平，当患者体位调整时应随时调整传感器的高度。

（2）保持动脉测压管路通畅，持续进行测压管路的冲洗，加压袋充气压力维持 300mmHg，冲洗液速度为 3mL/h。

（3）定时检查，避免空气进入测压管路系统。

（4）妥善固定测压管路系统，保证各连接处旋紧，防止松脱。

（四）中心静脉压监测

1. 适应证。

（1）接受各类复杂大手术的患者，如心血管手术、颅脑手术、开胸手术等。

（2）各种类型的休克患者。

（3）心力衰竭患者。

（4）需要大量补液、输血的患者。

2. 禁忌证。

（1）穿刺部位有局部破损、感染者。

（2）凝血功能障碍患者。

（3）上腔静脉压迫综合征患者。

3. 操作方法。

（1）物品准备。深静脉穿刺置管用物（参见深静脉穿刺置管术）、压力传感系统（压力传感器及与其连接的测压管路）、肝素盐水、三通、多功能监测仪（可进行有创压力监测）及其他与操作相关的用物。

（2）患者准备。

1）清洁皮肤，更换清洁衣裤。

2）完成排尿、排便。

3）躁动患者需适当约束。

（3）操作步骤。

1）中心静脉穿刺置管（参见深静脉穿刺置管术）。

2）测压管路系统排气：用肝素盐水对测压管路系统进行预冲洗，使系统内充满液体并排出气泡。

3）连接管路系统：将测压管路分别与患者的中心静脉导管及监测仪的测压模块相连接。

4）测压仪调零：设置压力传感器位置（零点位置），仰卧位时相当于第4肋间腋中线水平，侧卧位时相当于胸骨右缘第4肋间水平。打开监测仪开关，将压力传感系统与大气相通，进行调零。

5）测量中心静脉压：将压力传感系统与中心静脉导管相通，监测仪上可显示中心静脉压的压力波形与数值。

4. 注意事项。

（1）压力传感器高度应与心脏同一水平，当患者体位调整时应随时调整传感器的高度，并重新校准零点。

（2）保持测压管路通畅，利用三通与输液管路相连，不测压时通过中心静脉持续输液。如果需持续测压，随时观察 CVP 曲线变化和 CVP 的值，可定时用肝素盐水冲洗管路以保持其通畅。

（3）注意无菌操作，防止发生感染并发症。

（4）妥善固定测压管路系统，保证各连接处旋紧，防止松脱，避免空气进入测压管路系统。中心静脉输液时应使用输液泵，避免空气进入血液循环而致空气栓塞。

（5）使用呼吸机正压通气或应用呼气末正压（PEEP）模式治疗时，胸膜腔内压增加，会影响 CVP 值，如需准确测压可暂时脱开呼吸机，测压结束后再恢复使用呼吸机。

（五）PICCO 监测

1. 适应证。

（1）血流动力学不稳定及循环状态复杂的患者，如休克、急性心功能不全、急性呼吸窘迫综合征（ARDS）、肺动脉高压患者。

（2）器官移植及大手术的患者。

2. 禁忌证。

（1）凝血功能障碍，有出血风险者。

（2）动脉置管困难者。

3. 操作方法。

（1）物品准备。动脉穿刺置管用物（参见动脉穿刺置管术，动脉导管选择双腔动脉热稀释导管）、中心静脉穿刺置管用物（参见深静脉穿刺置管术）、压力传感系统（压力传感器及与其连接的测压管路）、肝素盐水、冰生理盐水、三通、输液加压袋、PICCO 监测仪、PICCO 监测导线（压力监测导线与温度监测导线）及其他与操作相关的用物。

（2）患者准备。

1）清洁皮肤，更换清洁衣裤。

2）完成排尿、排便。

3）躁动患者需适当约束。

（3）操作步骤。

1）中心静脉穿刺置管：一般选择右颈内静脉或锁骨下静脉穿刺中心静脉置管（参见深静脉穿刺置管术）。

2）动脉穿刺置管：选择股动脉进行穿刺，置入双腔股动脉热稀释导管（参见动脉穿刺置管术）。

3）连接 PICCO 监测导线与压力传感系统：将压力监测导线与温度监测导线分别连接至监护仪相应端口。将动静脉测压管路分别与患者的股动脉导管、中心静脉导管及 PICCO 监测仪的压力监测导线连接。

4）测压系统调零：设置压力传感器位置，仰卧位时相当于第 4 肋间腋中线水平，将压力传感系统与大气相通，进行调零。

5）测动脉压与中心静脉压：将压力传感系统与中心静脉导管相通，PICCO 监测仪上可显示中心静脉压的压力波形与数值；压力传感系统与股动脉导管相通，PICCO 监测仪上可显示动脉压力波形与数值。

6）热稀释法定标计算得出心输出量：定标前中心静脉停止输液 30 秒以上。经中心静脉 4 秒内匀速注入冰盐水 10~15mL，通过动脉导管尖端的热敏电阻测得温度下降的变化曲线，自动计算得出心输出量。重复进行 3 次，取平均值，获得 PICCO 定标。

4. 注意事项。

（1）定标的冰盐水，要求与患者血液温度相差 12℃以上。

（2）一般定标每 8 小时一次。如果病情变化或测量数值突然变化，需重新进行 PICCO 定标。

（3）补液过程中严密观察中心静脉压和 PICCO 的监测结果，根据结果来调整补液的速度、量和性质。

（4）应妥善固定测压管路系统，保持导管连接通畅，避免导管扭曲、反折与血液反流，定时对管路进行冲洗，保证动脉管路加压袋压力维持在 300mmHg。

（5）严格按照无菌原则操作，做好穿刺点及患者全身情况的观察护理，预防感染。

（6）密切观察股动脉穿刺侧足背动脉搏动、皮肤温度及血液供应情况。

三、常用评估方法

（一）心功能评估

1. 美国纽约心脏病学会（NYHA）的心功能分级

Ⅰ级：活动量不受限制，平时一般活动不引起疲乏、心悸、呼吸困难或心绞痛。

Ⅱ级：体力活动受到轻度限制，休息时无自觉症状，但平时一般活动下可出现疲乏、心悸、呼吸困难或心绞痛。

Ⅲ级：体力活动受到明显限制，小于平时一般活动即引起疲乏、心悸、呼吸困难或心绞痛。

Ⅳ级：不能从事任何体力活动。休息状态下也出现心衰症状，体力活动后加重。

2. 美国心脏病学会（American college of Cardiology，ACC）及美国心脏学会（AHA）的心衰发展进程分级。

A 级：心力衰竭高危患者，但未发展到心脏结构改变，也无症状。

B 级：患者有心脏结构异常性疾病，但没有心力衰竭的症状或体征。

C 级：患者在心脏结构异常性疾病基础上，有初发的或明显的心力衰竭表现。

D 级：患者有严重的心脏结构异常性疾病，且心力衰竭症状难以控制，需要特殊的干预治疗措施。

3. 心脏功能 Killip 分级：适用于急性心肌梗死的心功能状态评估。

Ⅰ级：无心功能不全征象，心输出量接近正常，肺动脉楔压可升高，病死率 0~5%。

Ⅱ级：轻至中度心力衰竭，肺啰音出现范围小于两肺野的 50%，可出现第三心音、奔马律、持续心动过速或其他心律失常的症状，静脉压升高，有肺淤血的 X 线表现，病死率 10%~20%。

Ⅲ级：重度心力衰竭，肺啰音范围大于两肺野的 50%，可出现急性肺水肿，病死率 35%~40%。

Ⅳ级：出现心源性休克，血压<90mmHg，尿量<20mL/h，皮肤湿冷，呼吸加速。脉率>100 次/分，病死率 85%~95%。

Ⅴ级：出现心源性休克及急性肺水肿，病死率极高。

（二）容量反应性评估

液体复苏是休克治疗的重要手段，通过增加补液、提高心脏收缩前负荷来增加心输出量，从而达到改善组织灌注的目的。但是，对于有些重症患者而言，液体复苏不仅不能够使患者获益，还可能增加组织水肿，加重器官损伤。因此，对于需要液体复苏的患者，首先应对其是否能够从液体治疗中获益进行评估，而容量反应性是评价患者是否能从液体复苏中获益的有效手段。容量反应性是通过增加一定补液量，提高心脏前负荷，以判断心输出量是否增加。临床上容量反应性评估包括静态指标和动态指标。静态指标主要有中心静脉压（CVP）和肺动脉楔压（PAWP），可在一定程度上反映血容量的变化，但不能准确反映容量反应性。动态指标去除呼吸因素外，主要通过快速输注 500mL 晶体后能够使心输出量增加 10%，作为判断是否有容量反应性的“金标准”。

（三）恶性心律失常的评估

1. 心室扑动：无正常的 QRS-T 波群，代之以连续快速而相对规则的大正弦波，频率可达 150~300 次/分。

2. 心室颤动：QRS-T 波群完全消失，代之以不规则出现的形态振幅不等的锯齿状低小波，频率高达 200~500 次/分。

3. 多型性室性心动过速：QRS 波呈室性宽大波型，时限>0.12s，心室频率为 140~200 次/分，QRS 波形态多变，无明显等电位线和/或电轴多变，持续 5 个或 5 个以上心动周期。

4. 尖端扭转型室性心动过速：心电图呈室性心动过速特征，增宽变形的 QRS 波围绕基线不断扭转，主波方向呈正负双向，多伴有 Q-T 间期的延长。

5. 三度房室传导阻滞：P 波与 QRS 无关，各自有固定的频率，即房室分离，P 波频率大于 QRS 波频率，一般心室率 40~60 次/分。

6. 预激综合征合并心房颤动：基础心律为心房颤动，R-R 间期绝对不等，QRS 波形态相对一致，时限>0.12s，QRS 波前可见预激波。

7. 室性早搏 RonT 现象：提前出现的室性期前收缩出现在前一心动周期的 T 波上，在 T 波波峰或前支或后支。由于心室复极不完全，处于易反复激动的易损期，可引起短暂的阵发性室性心动过速、尖端扭转型室性心动过速、心室扑动、心室颤动等，是室颤的先兆之一。

第三节　神经系统功能监测与评估

一、监测要点

（一）神经系统体征动态检查

神经系统的体征主要包括意识状态、眼部体征、神经反射、体位、肌张力及运动功能等。①意识状态：神经系统功能监测时最常用、最简单、最直观的观察项目，可直接反映大脑皮层及其联络系统的功能状况。正常人意识清醒，当神经系统损伤或发生病变时，将可能引发意识障碍。一般将意识障碍分为嗜睡、昏睡、浅昏迷与深昏迷四个级别。②眼部体征：主要观察瞳孔变化及眼球位置的变化。正常人瞳孔等大等圆，对光反射灵敏。一侧瞳孔散大，常提示可能发生脑疝。瞳孔对光反射的灵敏程度与昏迷程度成反比。观察眼球位置时应注意有无斜视、偏视或自发性眼颤。通过观察眼球的运动情况可以进一步帮助判断脑干的功能状况。③神经反射：主要包括正常的生理性反射及异常的病理性反射两部分。生理性反射的减弱或消失及病理性反射的出现均提示神经系统功能发生改变。通过检查神经反射可以帮助判断疾病的性质、严重程度及预后。

④体位与肌张力：去大脑强直时四肢可呈现伸展体位，有时可呈角弓反张姿势。两侧大脑皮层受累时可见去皮质强直状态。肌张力的变化在一定程度上可反映出病情的转归。⑤运动功能：主要观察患者的自主活动能力，判断是否存在瘫痪及瘫痪的类型。

（二）颅内压监测

颅内压（ICP）指颅内容物对颅腔壁产生的压力。ICP 监测是诊断颅内高压最迅速、客观与准确的方法，同时也是观察危重患者病情变化、指导临床治疗与预后判断等的重要手段。ICP 正常为 5~15mmHg，超过 15mmHg 称为颅内压增高。一般将 ICP 分为四级：ICP<15mmHg 为 ICP 正常；15~20mmHg 为 ICP 轻度升高；21~40mmHg 为 ICP 中度升高；>40mmHg 为 ICP 重度升高。ICP 测量途径包括脑室内测压、脑实质测压、硬脑膜下测压与硬脑膜外测压。

1. 脑室内测压：目前测量 ICP 最准确的途径。

（1）主要优点。①能够准确测定 ICP 并显示波形。②可经导管进行脑脊液引流以降低 ICP。③可经导管取少量脑脊液进行实验室检查或注入药物。④根据容量压力反应了解脑室的顺应性。

（2）主要缺点。①当颅内病变使中线移位或脑室塌陷时穿刺难度较大。②有颅内感染的危险，一般置管不超过 1 周。

2. 脑实质测压：采用光纤探头插入脑实质内（非优势半球额叶）进行测压。优点是测压准确，颅内感染发生率相对于脑室内测压低，操作简便，易于固定。缺点是价格较昂贵，这也是在临床应用中受到限制的主要原因。

3. 硬脑膜下测压：将测压管或微型传感器置于蛛网膜下腔进行测压。优点是可多处选择测压点，不穿透脑组织。缺点是硬脑膜开放增加了感染的机会，易发生脑脊液漏等并发症，并且测压结果影响因素较多，不易保证测压的准确性。

4. 硬脑膜外测压：该法保持了硬脑膜的完整性，颅内感染的机会较少，可用于长期监测。通常此法测压的结果较脑室内测压略高 2~3mmHg。

（三）脑电图监测

脑电图（electroencephalogram，EEG）显示脑细胞群自发而有节律的生物电活动，是皮质锥体细胞群及其树突突触后电位的总和。正常人的脑电图波形根据振幅和频率不同，可分为四类。①α 波：频率为 8~13Hz，振幅平均为 25~75μV，是成人安静闭眼时的主要脑电波，睁眼时 α 波减弱或消失。②β 波：频率为 18~30Hz，振幅平均为 25μV，情绪紧张、激动和服用巴比妥类药时增加。③θ 波：频率为 4~7Hz，振幅平均为 20~50μV，见于浅睡眠时。④δ 波：频率低于 4Hz，振幅小于 75μV，见于麻醉和深睡眠状态。

1. 脑缺血缺氧：监测 EEG 对脑缺血缺氧十分敏感。缺血缺氧早期，出现短阵的 EEG 快波，当脑血流继续减少，EEG 波幅开始逐渐降低，频率逐渐减慢，最后呈等电位线。

2. 昏迷患者监测：EEG 是昏迷患者脑功能监测的重要指标，可协助判断病情及预后。昏迷时 EEG 一般常呈现 δ 波，若恢复到 θ 波或 α 波，表明病情有所改善；反之，若病情恶化，δ 波将逐渐转为平坦波形。

（四）脑血流监测

脑是对缺血缺氧十分敏感的器官，脑血流供应状况对维持脑功能极为重要。脑的某些病理状态，如 ICP 增高，直接影响脑的血液供应。因此，脑血流的监测有重要的临床意义。常用的脑血流监测方法主要有经颅多普勒超声、激光多普勒流量计、正电子发射断层扫描及同位素清除法等。

（五）脑氧供需平衡监测

颅内压、脑电图、脑血流的监测可间接反映脑的供氧情况，而脑氧供需平衡监测更为直接地反映脑的供氧情况，它主要是进行脑氧饱和度测定。监测方法有两种：一种是颈内静脉血氧饱和度监测，主要反映整个脑组织的氧供需平衡状况；另一种是近红外光谱脑氧饱和度仪监测，主要反映局部脑组织氧供需平衡状况。

二、常用监测技术

（一）有创颅内压监测

1. 适应证。

（1）急性颅脑损伤患者。

（2）蛛网膜下腔出血患者。

（3）各种原因导致颅内压增高的患者。

2. 禁忌证。

（1）合并颅内感染的患者。

（2）置管困难患者。

3. 操作方法。

（1）物品准备。颅骨钻（灭菌）、无菌测压硅胶导管、液压传感器、电子传感器或光纤传感器、三通、消毒液、生理盐水、局麻药、无菌治疗巾与洞巾、注射器、手套、颅内压监测仪、备皮用物及其他与操作相关的用物。

（2）患者准备。

1）清洁头面部，剔除置管周围头发。

2）安置患者取平卧位。

3）躁动患者需适当约束。

（3）操作步骤。

1）局部消毒：对颅骨钻孔位置进行标记，以钻孔点为中心进行消毒，范围为 20cm×20cm，铺无菌治疗巾与洞巾。

2）颅骨钻孔：戴无菌手套，持颅骨钻在标记位置进行颅骨钻孔。

3）置入测压管或测压传感器：脑室内测压时测压导管（需生理盐水预冲洗排气）或传感探头插至侧脑室；脑实质测压时光纤探头插入脑实质内 2～3cm；硬脑膜下测压时测压导管或传感探头穿过硬脑膜进入蛛网膜下腔隙；硬脑膜外测压时传感器经颅骨钻孔处直接水平置入 2cm。

4）监测颅内压：①液压传感器测压，将传感器设置于 Monroe 孔（外耳道）水平，将液压传感系统与大气相通，进行调零后再与测压导管相通，监测颅内压变化。②光纤传感器测压，将与光纤探头相连的光纤传感电缆与光导纤维颅内压监测仪连接，调零后监测颅内压。

4. 注意事项。

（1）颅骨钻孔的直径大小需根据置入的测压管直径或测压传感探头直径的大小，尽可能避免钻孔过大而增加感染的机会。

（2）患者头部位置发生变化时，外置的液压传感器需重新调整位置并进行调零。

（3）为避免发生颅内感染并发症，除硬脑膜外测压，监测颅内压的时间一般不超过 1 周。

（二）脑电图监测

1. 适应证。

（1）脑缺血缺氧患者。

（2）昏迷患者。

（3）癫痫患者。

（4）脑外伤及大脑手术后监测患者。

（5）需判定是否发生脑死亡的患者。

2. 禁忌证。

（1）不能合作的患者。

（2）躁动不安的患者。

3. 操作方法。

（1）物品准备。脑电图仪、盘状头皮电极、电极帽、导电膏或火棉胶及其他与操作相关的用物。

（2）患者准备。

1）清洁头发，保持头发干燥。

2）安置患者取坐位或平卧位。

（3）操作步骤。

1）电极固定：短时常规监测可使用电极帽及导电膏固定，长时间监测时推荐使用火棉胶固定头皮电极。

2）电极安放：使用国际通用的 10~20 系统电极安放法。电极数不少于 21 个，其中活性电极至少需覆盖前额区、中额区、中央区、顶区、枕区、前颞、中颞和后颞区，有条件时还应包括额、中央、顶区的中线部位。选择耳垂、鼻尖或乳突部作为无关电极。

3）检测电极阻抗：电极安装好后应测定电极与头皮之间的电阻值，一般要求不应超过 5Ω。

4）描记安静状态下脑电图：将选定的活动电极与无关电极通过导线与脑电图仪连接，描记安静状态下不同部位电极间的电位差形成的脑电图。

5）根据需要描记睡眠状态下的脑电图。

6）根据需要进行诱发试验。①睁闭眼试验：在标准单极导联基线平稳时进行 3 次睁闭眼，每次 3 秒，间隔 10 秒。②闪光刺激试验：闪光刺激器置于受检者眼前约 30cm，在闭目状态下并面向闪光刺激器中心。刺激器发光亮度为 10 万烛光（>100Nit），刺激脉宽 0. 1~10ms，刺激频率在 1~60Hz 可调。每一频率刺激持续时间为 10 秒，间隔 10 秒，再用另一频率刺激 10 秒。一般采用由低频逐渐递增至高频刺激。③过度换气试验：至少持续 1 分钟，深呼吸频率为 20~25次/分。在过度换气之前及之后，均应在不变换导联组合条件下记录至少 1 分钟。④睡眠诱发：记录入睡过程和浅睡期（非快速动眼睡眠Ⅰ、Ⅱ期）的脑电图。

4. 注意事项。

（1）对于清醒患者，检查前应和受检者充分沟通，消除紧张与疑虑，以使其配合检查。

（2）当脑电图出现伪差时，应重新检测电极阻抗。

（3）脑电图记录期发生的重要事件应实时清晰标记，包括电极导联方式的更换、记录参数的调整、各种来源的伪差、意识状态的判断、受检者出现的症状等。

（4）严重心肺疾病、脑血管病、颅内压增高及一般情况较差的患者不宜进行过度换气试验。

（5）保持电极清洁，使用后应进行消毒，避免交叉感染。

三、常用评估方法

（一）意识障碍评估

国际上常用格拉斯哥昏迷评分（Glasgow Coma Scale，CCS）来评价意识障碍的程度（表3-1），从睁眼反应、语言反应和运动反应三个方面评分，最高15分，表示意识清醒，≤8分表示昏迷，总分最低3分，分数越低表明意识障碍越严重。13~14分为轻度障碍，9~12分为中度障碍，3~8分为重度障碍（昏迷状态）。

（二）肌力评估

根据肌力大小可分为以下六级：

0级：完全瘫痪。

1级：肌肉可收缩，但不能运动。

2级：肢体能在床面上移动，但不能抬起。

3级：肢体能抵抗重力离开床面，但不能抵抗阻力。

4级：肢体能做抗阻力动作，但不完全。

5级：正常肌力。

（三）心肺复苏后患者神经系统功能预后评估

对于心搏骤停心肺复苏后患者神经系统功能的评估，有助于判断患者的病情严重程度及预后发展。根据预后的临床结局分为5个级别，评分满分是5分，得分越高，预示神经系统功能恢复越好，预后结局也越好（表3-1）。

表3-1　心搏骤停心肺复苏后患者神经系统功能的评估

评分	临床结局	判定标准（功能活动）
1	死亡	无任何生命征象
2	植物状态	苏醒但无意识，不能通过任何途径感知周围环境；眼球不固定或跟随活动；营养功能存在
3	重度失能	能完成指令动作，但不能独立生活，日常生活需要帮助
4	中度失能	能完成日常生活需要，但因精神或身体残疾不能参加社会活动或工作
5	功能良好	能够重返工作或学习

第四节　消化系统功能监测与评估

一、监测要点

（一）肝功能监测

1. 临床症状监测。

（1）黄疸。由血液中胆汁色素、胆红素的异常升高引起的皮肤、黏膜和巩膜发黄的改变，是肝功能障碍的主要表现之一，当肝细胞有进行性或广泛性坏死时可出现。具有症状出现早、进展快的特征。

（2）腹水。指液体在腹腔内聚积，是肝功能失代偿期最为显著的临床表现，少量腹水通常不引起症状，但大量腹水可引起患者腹部隆起和不适，出现呼吸困难、短促、心悸。

（3）精神症状与意识状态监测。这是监测肝功能异常的一项简单、方便的方法。肝性脑病是肝功能失代偿时引发的以代谢紊乱为基础的中枢神经系统功能失调综合征，主要临床表现是意识障碍、行为异常和昏迷等。

2. 常用监测指标。

（1）血清酶学监测。当肝脏功能受损时，某些酶从肝细胞或细胞器内溢出并进入血液中，导致所检测血清相应的酶水平升高，故监测血清酶学的变化对于了解和评估肝功能具有重要的临床价值。常用的血清酶学监测指标主要有谷丙转氨酶（ALT）、谷草转氨酶（AST）及碱性磷酸酶（AIP）等；ALT、AST升高是肝细胞损伤的敏感标识，AST、ALP 升高主要见于肝内外胆汁淤积。肝细胞受损时多以 ALT 增高较显著，但肝细胞坏死时 AST 增高明显。

（2）血清胆红素监测。胆红素是血红蛋白分解代谢产物之一，其代谢与肝脏功能密切相关，高胆红素血症与血清总胆红素（STB）升高直接相关，主要反映肝代谢功能障碍，常见于肝细胞损伤及胆汁淤积等。血清总胆红素的正常范围为 3.4～17.1μmol/L。肝细胞性黄疸时直接胆红素增加占 30%以上，多伴有转氨酶升高；梗阻性黄疸时总胆红素异常升高，直接胆红素增加占 35%以上，甚至可达 60%，尿胆红素呈阳性，并伴有碱性磷酸酶及 γ-谷氨酰转移酶明显升高。

（3）血氨监测。体内蛋白代谢产生具有毒性的氨，肝脏能够将氨代谢为尿素，经肾脏排泄。血氨正常值为 18～72μmol/L，肝脏代谢功能严重受损时血氨升高，易引发肝性脑病。

（4）凝血功能监测。肝功能受损时检查凝血功能异常的常用指标有凝血酶原时间（PT）及国际标准化比值（INR）、活化部分凝血酶原时间（APTT）、凝血酶时间（TT）及纤维蛋白原（FIB）等，临床上 PT 的延长及 INR 升高可反映肝脏合成功能减退。

（5）血清蛋白监测。血清总蛋白（TP）主要包括人血白蛋白（ALB）与血清球蛋白（GLB）。血清总蛋白的正常值是 60~80g/L；人血白蛋白的正常值是 40~50g/L，血清球蛋白的正常值是 15~32g/L；白蛋白/球蛋白（AIG）正常比值为 1.5 ∶ 1~2.5 ∶ 1。人血白蛋白的含量与正常功能肝细胞的数量呈正相关，亦可反映肝脏合成功能，白蛋白进行性下降时预后不佳。A/C 比例减少或倒置，提示肝功能损害严重。人血白蛋白低于 28g/L，肝硬化患者可出现腹水。

（二）胃肠功能监测

1. 胃肠道症状的监测：喂养不耐受综合征（FI）指任何临床原因（呕吐、胃潴留、腹泻、胃肠道出血、肠瘘等）引起的肠内营养无法实施。可以根据患者出现的胃肠道不适症状（腹部不适、恶心及呕吐、反流、腹胀、腹泻及肠鸣音等）判断是否发生了喂养不耐受，此种方法简单直观。但对于颅脑损伤、昏迷、镇痛镇静及机械通气等无法沟通的患者，恶心、腹部不适等主观症状不易被医护人员及时发现。虽然监测胃肠道症状这种方法简单、易操作，但也受患者疾病本身、药物等因素的影响，所以临床工作中胃肠道症状监测法往往都会结合床旁超声及其他新技术新方法共同监测。

2. 胃残余量（GRV）的监测：监测胃残余量是评估胃肠动力及喂养不耐受等并发症的重要方法，临床上常常应用回抽法监测胃残余量，具有易操作、成本低及非侵入性等特点，但也存在造成营养液、消化液丢失的缺点。随着重症超声的普及，超声法测量胃残余量被广泛应用，具有准确性高、方便操作的优点，同时还可以看到胃窦的蠕动频率，可作为是否实施肠内营养的依据，但需要掌握一定的专业知识。2018 年《重症患者早期肠内营养临床实践专家共识》中建议，对于实施肠内营养的重症患者，应每 4 小时进行一次 GRV 监测，对于监测 GRV > 500mL/6h 的重症患者应实行延迟的胃肠营养；如果监测 GRV<250mL宜继续实施肠内营养；如果 GRV>250mL 则宜暂停肠内营养 2~8 小时，其后继续按原方案进行喂养，如果下一次监测 GRV 仍>250mL 则应停止喂养，按肠内营养不耐受处理。

3. 腹腔内压力（IAP）的监测：腹腔内压力是腹腔内在的压力，正常成人 0~5mmHg。当患者肠道功能衰竭时，常出现腹腔内压力增高现象，导致腹腔内脏器灌注压下降。腹腔内高压（IAH）指 6 小时内至少两次测量患者腹腔内压力（IAP）≥12mmHg，主要表现是腹胀、腹肌紧张、低血压、气道压力升高、高碳酸血症和少尿等。IAH 根据腹腔内压力可分为四级：Ⅰ级 12～15mmHg；Ⅱ级 16～20mmHg；Ⅲ级 21～25mmHg；Ⅳ级 >25mmHg。腹腔间隔室综合征（ACS）指 IAP 持续增高，4~6 小时内 3 次 IAP 测量均超过 20mmHg 和/或 6 小时内两次测量腹腔灌注压小于 50mmHg，并出现新的器官功能障碍。IAH 和 ACS 与严重并发症发生率和死亡率相关。进行 IAP 监测，可准确预测 IAH 患者病情变化，及早防治 ACS 的发生，降低危重患者死亡率。临床上有多种测量 IAP 的技术，经膀胱测量技术是测量 IAP 的最常用的技术，膀胱内的压力测量结果被证实接近 IAP，是监测 IAP 的推荐标准方法。

二、常用评估方法

（一）肝功能评估

1954 年 Child 首先提出肝功能分级的概念，将血清胆红素、腹水、人血白蛋白浓度、凝血酶原时间及一般状况等 5 个指标的不同程度，分为三个层次（1、2、3）进行计分，根据计分的多少分为 A、B、C 三级。在此基础上，Child-Turcotte 于 1964 年提出 Child-Turcotte 分级，即通常所称的 Child 分级。它以血清胆红素、血浆白蛋白、腹水、肝性脑病和营养为指标，评估肝功能状况，具有经典、简单、实用的优点，是目前国内外肝功能分级最常用的方法。见表 3-2。

表 3-2　Child-Turcotte 分级

项目	A	B	C
人血胆红素/（μmol·L^{-1}）	<34.2	34.2~51.3	>51.3
血浆白蛋白/（g·L^{-1}）	>35	30~35	<30
腹水	无	易控制	难控制
肝性脑病	无	轻度	重度
营养状况	好	良好	差

1973 年，Pugh 在 Child-Turcotte 分级的基础上，以凝血酶原时间延长代替营养状况，并以综合评分的方式评价肝功能，同时将肝性脑病的程度也予以分期；对病因予以重视，单列出血清胆红素，部分克服了 Child-Turcotte 分级的缺点。Child-Pugh 分级的最大优点在于采用评分法评估肝功能的状况，使原来独立的指标得以全面考虑，从而不至于受一个指标的影响过大，缺点是不够简便。Chid-Pugh 分级见表 3-3，肝性脑病分期见表 3-4。

表 3-3 Chid-Pugh 肝脏疾病严重程度分级

指标	异常程度记分		
	1	2	4
肝性脑病	无	1~2	3~4
腹水	无	轻	中度及以上
血清胆红素/（μmol·L^{-1}）	<34.2	34.2~51.3	>51.3
人血白蛋白/（g·L^{-1}）	≥35	28~34	<28
凝血酶原时间（PT）	≤14	15~17	≥18

注：A 级为 5~6 分；B 级为 7~9 分；C 级为 10~15 分。

表 3-4 肝性脑病分期

分期	主要症状
Ⅰ期	精神活动迟钝、性格行为改变，意识恍惚
Ⅱ期	定向力障碍，行为失常（精神错乱、欣快）或嗜睡，可能有扑翼样震颤
Ⅲ期	明显意识不清，语无伦次，嗜睡但是外界声音能唤醒
Ⅳ期	昏迷，对疼痛刺激无反应，去皮质状态或大脑僵直

（二）胃肠功能评估

随着重症医学的发展和对重症患者胃肠功能损伤认知的加深，2012 年欧洲危重病学会（ESICM）提出急性胃肠损伤（AGI）的概念，即由于重症患者急性疾病本身导致的胃肠道功能异常；并制定了 ACI 分级，该分级已逐步被临床广泛接受和应用，见表 3-5。

表 3-5 急性胃肠损伤（AGI）严重程度分级

AGI 分级	定义	临床表现
Ⅰ级	存在胃肠道功能障碍和衰竭的风险	腹部手术早期恶心呕吐 休克早期肠鸣音消失 肠动力减弱
Ⅱ级	胃肠道功能障碍	胃轻瘫伴大量胃潴留或反流 下消化道麻痹、腹泻 腹腔内高压Ⅰ级（IAP＝12~15mmHg） 胃内容物或粪便中可见出血 存在喂养不耐受综合征［肠内营养 72h 未达到 84kJ（20kcal）/（kg·d）］

续 表

AGI 分级	定义	临床表现
Ⅲ级	胃肠道功能衰竭	大量胃内容物潴留 持续胃肠道麻痹 出现或加重的肠道扩张 腹腔内高压进展至Ⅱ级（IAP = 15 ~ 20mmHg） 腹腔灌注压（APP）下降（APP<60mmHg）
Ⅳ级	胃肠道功能障碍伴有远隔器官功能障碍	肠道缺血坏死 导致失血性休克的胃肠道出血 Ogilvies 综合征 需要积极减压的腹腔间隔室综合征（ACS）

第五节　泌尿系统功能监测与评估

一、监测要点

（一）肾小球功能监测

肾小球滤过率（GFR）指单位时间内（通常指每分钟）两侧肾脏生成的滤液量，是用来衡量肾功能的重要指标之一。肾小球滤过率目前还不能够直接测定，临床上只能用合适的内源性或外源性的物质清除率来间接反映。常通过测定血、尿肌酐，血尿素氮、内生肌酐清除率来反映肾小球的滤过功能，依据这些指标计算肾小球滤过率。如通过血肌酐、体重、年龄来获得估算的 GRF（eGRF）。

1. 血肌酐（SCr）：血中肌酐分为外源性和内源性两种。外源性肌酐是肉类食物在体内代谢后的产物；内源性肌酐是体内肌肉组织代谢的产物。在肉类食物摄入量及身体的肌肉代谢稳定的情况下，肌酐的生成比较恒定。肌酐由肾小球滤过而排出体外。全血肌酐的正常值是 88. 4 ~ 176. 8μmol/L，肌酐浓度升高可反映肾小球的滤过率降低。肾功能不全时血清肌酐水平明显增高。

2. 血尿素氮（BUN）：体内蛋白质代谢的产物，正常情况经肾小球滤过而随尿液排出体外。成人 BUN 的正常值为 3. 2 ~ 7. 1mmol/L。BUN 增加程度与肾功能损害程度成正比，通过 BUN 的检测可有助于诊断肾功能不全，尤其对尿毒症的诊断更有价值。肾前性和肾后性因素引起尿量减少或尿闭时可使 BUN 增高，体内蛋白质分解过多时也可引起 BUN 增高。

3. 内生肌酐清除率：反映肾小球滤过功能的重要指标。正常成人内生肌酐清除率的正常值为80~120mL/min。当内生肌酐清除率降低至正常值的80%以下时提示肾小球功能减退，如内生肌酐清除率降至51~70mL/min为轻度，降至31~50mL/min为中度，降至30mL/min为重度。多数急性和慢性肾小球肾炎患者可发生内生肌酐清除率降低的情况。

（二）肾小管功能监测

肾小管具有重吸收、分泌与排泄功能。严重创伤、缺血、感染、免疫抑制、中毒等均可导致肾小管上皮细胞坏死，从而影响肾小管的功能。肾近曲小管重吸收功能可通过测定尿葡萄糖、尿氨基酸、尿α1微球蛋白（α1-MG）、尿N-乙酰-β-D氨基葡萄糖苷酶（NAG）等及尿β2微球蛋白（β2-MG）清除试验；肾小管排泌功能可检测酚红排泄试验；肾小管浓缩稀释功能可检测尿量、尿比重、尿渗透压、尿浓缩稀释试验等。

1. 尿比重监测：危重患者肾功能不全时最常见于肾小管受损，因此，与尿量相比测量尿比重有时更有意义，临床常结合24小时尿量综合判断和分析患者的血容量及肾脏的浓缩功能。尿比重的正常值为1.010~1.025，尿比重>1.025为高比重尿，提示尿液浓缩；尿比重<1.010为低比重尿，如果持续低比重则提示肾脏浓缩功能降低，见于肾功能不全恢复期、尿崩症、利尿剂治疗后、慢性肾炎及肾小管浓缩功能障碍等情况。

2. 尿渗透压监测：测量的意义同尿比重，主要用于评估患者的血容量及肾脏的浓缩功能。临床上血浆、尿渗透压常同时监测，计算两者的比值，用以反映肾小管的浓缩功能。尿渗透压的正常值为600~1000mOsm/L，血浆渗透压的正常值为280~310mOsm/L，尿/血浆渗透压的比值为2.5±0.8。急性肾衰时尿渗透压接近于血浆渗透压，两者的比值降低，可小于1.1。

二、常用评估方法

（一）急性肾损伤（AKI）评估

2012年全球肾脏病预后组织（KDIGO）制定了急性肾损伤诊疗指南，明确具有以下任何一项即可判断为AKI：48小时内SCr增加≥0.3m/dl（≥26.48μmol/L）；已知或推测过去7天内SCr增加至基础值的1.5倍；尿量<0.5mL/（kg·h），持续6小时。同时，提出AKI的严重程度分级标准（表3-6）。

表 3-6 KDIGO 关于 AKI 的分级

分级	血清肌酐	尿量
1	基础值的 1.5~1.9 倍，或 48h 内增加≥0.3mg/dl（≥26.48μmol/L）	<0.5mL/（kg·h）持续≥6~12h
2	基础值的 2.0~2.9 倍	<0.5mL/（kg·h）持续≥12h
3	基础值的 3.0 倍，或升高至≥4.0mg/dl（≥353.6μmol/L），或开始进行肾脏替代治疗，或年龄<18 岁时 eCFR 下降至<35mL/（$1.73m^2$·min）	<0.3mL/（kg·h）持续≥24h，或无尿≥12h

（二）慢性肾功能损害评估

目前，临床主要采用慢性肾脏病（CKD）分期来评估慢性肾功能损害的严重程度（表 3-7）。分期标准是按照估算的肾小球滤过率（eGFR）的下降程度来界定，eGFR 的下降程度越高，代表肾脏清除毒素的效果越好，肾脏功能损害程度越轻。

表 3-7 CKD 分期

分级	eGFR 的下降程度	肾功能损害程度
1 期	≥90mL/（$1.73m^2$·min）	正常或 GFR 轻微下降
2 期	60~89mL/（$1.73m^2$·min）	肾功能下降期
3 期	30~59mL/（$1.73m^2$·min）	氮质血症期
4 期	15~29mL/（$1.73m^2$·min）	肾衰竭期
5 期	<15mL/（$1.73m^2$·min）	尿毒症期

第四章　新生儿疾病护理

新生儿是胎儿的继续，断脐使新生儿失去与母体的联系，新生儿娩出后需建立自主呼吸，循环系统也发生血流动力学的变化，消化系统、泌尿系统开始工作。加之器官在结构和功能上尚未成熟，所以此阶段的发病率和死亡率明显高于其他年龄组。新生儿期疾病较为特殊，对新生儿尤其是早产儿要加强护理，对高危新生儿要进行监护，作为护理人员应充分掌握新生儿尤其是早产儿各系统疾病的特点，及时正确地给予治疗和护理。

第一节　早产儿护理规范

早产儿是指胎龄<37 周出生的新生儿，可能面临喂养、感染、呼吸窘迫综合征、黄疸、脑损伤、早产儿视网膜病、坏死性小肠结肠炎等危险情况，出生体重越低的早产儿死亡率和发病率越高，住院时间越长，护理难度越高。

（一）护理评估

1. 健康史。

（1）出生史。了解患儿出生前的情况及出生时的详细记录，包括胎次、产次、分娩方式、有无胎膜早破、羊水、脐带、Apgar 评分、复苏抢救等情况。

（2）家庭史。了解母亲的血型，有无心肺疾患、糖尿病、高血压，有无遗传性疾病、过敏性疾病、传染性疾病等。

2. 身体状况。

（1）生命体征。评估体温、呼吸、心率、血压，评估病情危重程度。

（2）意识。评估是否有嗜睡或昏迷，是否存在脑损伤、缺血、缺氧、内环境紊乱等情况。

（3）体格检查。测量体重、身长、头围、胸围，评估生长发育水平及营养状况。

1）皮肤黏膜情况：是否出现发绀、青灰色、花纹、苍白、黄染等情况。周身皮肤是否存在水肿、硬肿，有无各种形态的皮疹、色斑、紫癜、血管瘤等。

2）头面颈部、四肢情况：头部是否存在头颅损伤、产瘤、血肿，是否存在颅骨发育异常，四肢肌力、活动度如何，是否存在骨折、神经损伤。

3）胸部情况：评估胸廓形状、有无畸形、两侧是否对称、吸气时是否存在“三凹征”。

4）腹部情况：腹部是否膨隆，肠蠕动是否正常；有无脐膨出、脐疝，脐带有无渗血、渗液、分泌物，脐轮有无红肿；有无腹股沟疝、腹裂等腹部畸形。

5）外生殖器与肛门情况：鉴别患儿性别，男婴注意睾丸是否降到阴囊内，有无鞘膜积液、阴囊水肿或疝气，有无尿道上裂或尿道下裂。女婴大小阴唇的发育情况，是否存在肛门闭锁或肛门狭窄。

6）神经系统情况：评估身体各部位活动的对称性、姿势、有无抽搐等异常活动，哭闹的程度及声调，有无过度激惹，肌张力和神经反射是否正常。

3. 心理-社会状况。

（1）了解患儿及其家长对疾病的心理反应及应对方式、对疾病的防治态度等。

（2）评估患儿所在环境的室温、箱温、光线强度、环境声音分贝。

（二）护理问题

1. 体温过低：与皮下脂肪缺乏，体温中枢发育不成熟，新生儿体表面积大、易于散热有关。

2. 体温过高：与体温中枢发育不成熟、重度脱水及感染有关。

3. 自主呼吸障碍：与呼吸中枢不成熟、肺发育不良、呼吸肌无力有关。

4. 营养失调，低于机体需要量：与宫内营养不良，摄入不足，消耗增加，吸吮、吞咽、消化功能差有关。

5. 皮肤完整性受损：与感染、胶布粘连性损伤、皮下硬肿、全身水肿、局部皮肤长期受压有关。

6. 腹胀：与肠蠕动功能差、喂养不耐受及肠道相关疾病有关。

（三）护理措施

1. 一般护理：早产儿室室温 24~26℃，湿度 55%~65%。根据早产儿体重、成熟度及病情，给予不同保暖措施，一般体重小于 2000g 的早产儿给予暖箱保暖，体重大于 2000g 的早产儿放于婴儿床，戴帽、盖被保暖，对于临床症状不稳定的早产儿可放置在辐射台上。对于<1500g 的极低出生体重儿，尤其是 28 周以下的早产儿，生后立即用保鲜膜或食品级塑料袋包裹颈部至全身，头部戴帽子，放在辐射台上保暖，防止热量丢失，病情稳定后放置在暖箱中。合理设置暖箱的温湿度。一般低出生体重儿箱温在 32~33℃，极低出生体重儿箱温在 33~34℃，超低出生体重儿箱温在 34~35℃，或调节箱温使患儿腹部皮肤温度维持在 36.5℃。根据胎龄、出生体重、日龄调节暖箱内的相对湿度，第 1 周内

暖箱内湿度在 70% 以上可防止经表皮水分丧失，所以一般设置在 60% ~ 80%，胎龄和出生体重越低，暖箱相对湿度越高，1 周后逐渐下调。

2. 维持体温稳定。

（1）轻度低体温（34 ~ 35℃）。采用缓慢复温法，置于 24 ~ 26℃ 室温中，用预热衣被包裹，12 ~ 24 小时内逐渐恢复正常体温。

（2）中重度低体温（小于 34℃）。采用暖箱复温法，置于预热暖箱内，暖箱温度高于患儿皮肤温度 1℃，湿度 55% ~ 65%，每小时提高暖箱温度 1℃。若患儿体重<1 200g、胎龄<28 周，复温速度不超过 0. 6℃/h。复温过程中观察体温变化，肛门温度与体表温度的差值不超过 1℃；对于低体温有并发症需要抢救的患儿，可置于远红外辐射台上复温，使用保鲜膜或食品级塑料袋覆盖周身，复温速度为15 ~ 30 分钟提高 1℃；如无暖箱或辐射台，可因地制宜采用电热毯、热炕等进行复温。

（3）体温过高。若由于环境温度引起的发热，降低室温、调节箱温，打开新生儿包裹散热，同时注意腹部保暖。若为脱水热，及时补充入液量；若体温高于 39℃，可采用物理降温，如冷敷降温和温水擦浴，忌用酒精擦浴，防止体温急剧下降造成不良后果。

3. 维持有效呼吸。

（1）保持呼吸道通畅，及时清除口鼻腔内分泌物，必要时予以吸痰。避免物品阻挡早产儿口鼻腔或置于早产儿胸部。

（2）患儿仰卧位时肩下垫软枕开放气道，必要时采用俯卧位促进呼吸，床头抬高，增大胸腔容量。

（3）复苏时使用空气氧气混合仪控制吸入氧浓度，出生胎龄<28 周早产儿生后初始吸入氧浓度为 0. 30，出生胎龄 28 ~ 31 周早产儿吸入氧浓度为 0. 21 ~ 0. 30，应监测调整吸入氧浓度。早产儿经皮血氧饱和度<85%并有呼吸困难者应给予吸氧，经皮血氧饱和度>95%应下调吸入氧浓度，尽早脱离氧气，预防早产儿视网膜病变发生。早产儿目标血氧饱和度 90% ~ 94%，可将经皮血氧饱和度报警范围分别设置为 89% 和 95%。头罩吸氧流量为 4 ~ 6L/min。日龄较大者可用鼻导管吸氧，氧流量 0. 5L/min 左右。推荐早产儿生后先使用持续正压通气，如有新生儿呼吸窘迫综合征，早期选择性使用肺表面活性物质。

4. 营养支持。

（1）肠内营养。

1）首选母乳喂养，无法母乳喂养者以早产配方乳为宜。

2）评估喂养耐受能力：无明显腹胀，腹部没有触痛、肠鸣音存在，吸出物无胆汁样胃内容物，无胃肠道出血的征象，呼吸、心血管和血液学稳定。具备上述条件，患儿可尽早肠内喂养。对于小胎龄的早产儿或危重新生儿，只要临床心肺体征稳定，无严重酸中毒、低血压和低氧血症即可尽早开始“微量肠内喂养”，10~20mL/（kg·d），持续4~7天。如患儿临床情况稳定和喂养耐受，可逐渐增加奶量，对于< 1500g或严重患病的早产儿，加奶速度以≤20mL/（kg·d）较为安全。对于无创通气时的早产儿谨慎增加喂养量，对于体重<1000g的早产儿应个体化喂养。

3）最好的喂养方式是经口喂养，胎龄<34周的早产儿由于吸吮、吞咽功能不协调，可给予重力喂养或管饲喂养。管饲喂养可采用推注法，但不宜用于有胃食管反流和胃排空延迟者，后者可采用输液泵间歇性输注，每次输注时间可以持续0.5~2.0小时，根据患儿肠道耐受情况间隔1~4小时输注。对推注法或间歇性输注法均未能耐受的早产儿，也可连续20~24小时通过输液泵持续输注。

4）喂养频率：喂养时间每3小时一次。根据喂奶耐受情况调整喂奶量，早产儿理想的体重增长为10~15g/（kg·d）。

5）喂养后可根据胃食管反流情况取头高30°，左侧卧位或俯卧位半小时，防止呕吐导致吸入性肺炎。

6）抽取胃内残留物：观察胃内容物的颜色、性状与量。可根据体重来定量，如>2mL/kg属于异常，也可根据喂养的容量来估计，如>3小时喂养容量的50%为异常。绿色或胆汁样的胃残留液提示肠梗阻或可能是胃过度膨胀致胆汁反流。血性残留液提示肠道炎症或可能是留置胃管刺激黏膜所致。出现上述症状应减少喂养量或停喂1次，在下次喂养前重新评估。密切关注患儿情况，若发生精神萎靡、烦躁哭闹、肠蠕动减慢或消失的情况，立即报告医师，必要时留置胃肠减压。

（2）肠外营养。若早产儿经口摄入不足，需通过肠外营养补充，若为外周静脉，应用液体的葡萄糖浓度不能超过12.5%。体重<1500g的初生婴儿建议留置脐静脉导管，7~10天后留置PICC导管，减少反复操作对患儿的不良刺激。

5. 皮肤护理：皮肤风险评估结果为高危的患儿使用水床、水枕，骨隆突处或受压部位使用保护性敷料覆盖保护，勤更换体位，按摩受压部位。出现尿布皮炎的患儿，应保持臀周皮肤干燥，使用柔湿巾擦拭臀部，避免使用肥皂或含有乙醇的湿巾，待皮肤干燥后，可局部涂抹皮肤保护膜、护肤粉、润肤油、维生素类药剂促进愈合。若肛周出现皮肤破损，创面扩大经久不愈时，暴露臀部，使用护架烤灯照射，促进创面炎症吸收。去除胶布时，可使用液状石蜡、玻璃喷剂减小摩擦力。至少每4小时翻身1次，即使不能侧身，也可垫高头部、肩部、臀部和支撑这些区域，减轻压力。

（四）护理评价

1. 患儿体温是否恢复正常。

2. 患儿自主呼吸功能是否改善，血氧饱和度是否正常。

3. 患儿营养摄入是否能够满足生长发育需求，喂养是否耐受，喂奶后是否有呛咳反流的发生，体重增长是否合理。

4. 患儿全身皮肤颜色是否红润、皮肤是否完整。

5. 患儿有无疼痛或是否舒适。

6. 有无并发症或并发症是否及时处理。

第二节　新生儿窒息护理规范

新生儿窒息是指胎儿因缺氧发生宫内窘迫或娩出过程中引起的呼吸、循环障碍，以致生后 1 分钟内无自主呼吸或未能建立规律性呼吸，而导致低氧血症和混合性酸中毒。本病是新生儿最常见的症状，也是新生儿死亡和伤残的重要原因之一。

（一）护理评估

1. 健康史。

（1）母体因素。了解母亲孕期健康史，孕母有无缺氧因素、有无影响胎盘血流灌注的疾病。

（2）分娩因素。脐带并发症及各种手术助产，分娩时不当使用镇痛镇静剂。

（3）胎儿因素。早产、宫内发育迟缓、呼吸中枢受抑制、各种畸形、羊水或胎粪吸入、宫内感染等。

2. 身体状况。

（1）胎儿宫内窒息。早期有胎动增加、胎心增快≥160 次/分，晚期胎动减少甚至消失、胎心减慢或停搏、羊水被胎粪污染呈黄绿色或墨绿色。

（2）窒息程度判断。新生儿 Apgar 评分系统是临床上评价新生儿有无窒息及复苏是否有效的可靠指标，内容包括心率、呼吸、肌张力、皮肤颜色和对刺激的反应等 5 项指标。每项体征授予分值 0~2 分，然后将 5 项分值相加，即为 Apgar 评分的分值，满分 10 分。在新生儿生后 1 分钟和 5 分钟作出 Apgar 评分，一般将 1 分钟 Apgar 评分 0~3 分诊断为重度窒息，4~7 分为轻度窒息，8~10 分为正常，见表 4-1。

表 4-1 新生儿 Apgar 评分标准

体征	评分标准		
	0	1	2
皮肤颜色	青紫或苍白	躯干红润、四肢青紫	全身红润
心率	无	小于 100 次/分	大于 100 次/分
呼吸	无	慢，不规则	规则，啼哭
肌张力	瘫软	四肢略屈曲	活动活跃
对刺激反应	无反应	皱眉	哭声响亮

（3）多脏器受损症状。缺氧缺血可造成多器官受损，但发生的频率和程度则常有差异。

3. 心理-社会评估：了解家长对患儿治疗预后的担忧和焦虑程度，对后遗症康复护理知识的了解程度。

（二）护理问题

1. 自主呼吸障碍：与缺氧引起呼吸中枢抑制有关。
2. 体温过低：与缺氧、产热少、环境温度低有关。
3. 焦虑：与病情危重及家长担心预后不良有关。

（三）护理措施

1. 快速评估：生后立即快速评估 4 项指标：①足月吗？②羊水清吗？③有哭声或呼吸吗？④肌张力好吗？如 4 项均为“是”，应快速彻底擦干，和母亲皮肤接触，进行常规护理。如 4 项中有 1 项为“否”，则需进行初步复苏。如羊水有胎粪污染，进行有无活力的评估及决定是否气管插管吸引胎粪。

2. 及时复苏：新生儿窒息的复苏应由产科及儿科医师、护士共同合作。复苏程序按照以下步骤进行。

（1）畅通气道。新生儿生后即放在远红外辐射台上快速擦干头部及全身，减少散热。摆好体位，仰卧时“鼻吸气”位，立即吸净口、咽、鼻分泌物。

（2）建立呼吸。触觉刺激，拍打足底或摩擦背部来促进新生儿呼吸出现。触觉刺激后如出现正常呼吸，心率>100 次/分，肤色红润或仅手足青紫可予观察。如无自主呼吸建立或心率<100 次/分，应立即用复苏气囊进行面罩正压给氧，面罩应密闭遮盖口鼻，通气频率 40~60 次/分，吸呼比 1 ∶ 2，压力以可见胸部起伏和听诊呼吸音正常为宜。15~30s 后再评估，如心率>100 次/分、出现自主呼吸可予观察，如无规律性呼吸或心率<100 次/分，需进行气管插管正压通气。

（3）恢复循环。气管插管正压通气 30s 后，心率<60 次/分或心率在 60~80

次/分且不再增加，应继续正压通气同时进行胸外心脏按压（图 4-1）。胸外按压部位（图 4-2）：①双拇指法，操作者双拇指并排重叠于患儿胸骨体下 1/3 处，其他手指围绕胸廓托在后背。②中、示指法，操作者一手的中、示指按压胸骨体下 1/3 处，另一只手或硬垫支撑患儿背部，按压频率为每分钟 120 个动作（90 次胸外按压，30 次正压通气），按压深度为胸廓前后径的 1/3。按压放松过程中，手不离开胸壁，按压有效时可摸到肱动脉搏动，胸外心脏按压 30s 后评估心率恢复情况。

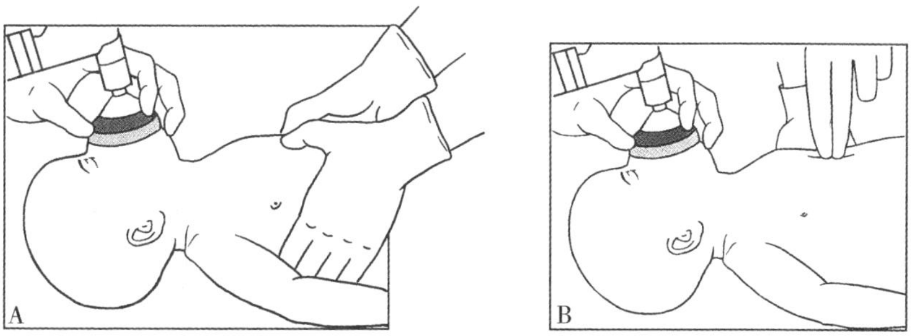

A. 双拇指法；B. 中、示指法

图 4-1　胸外按压方法

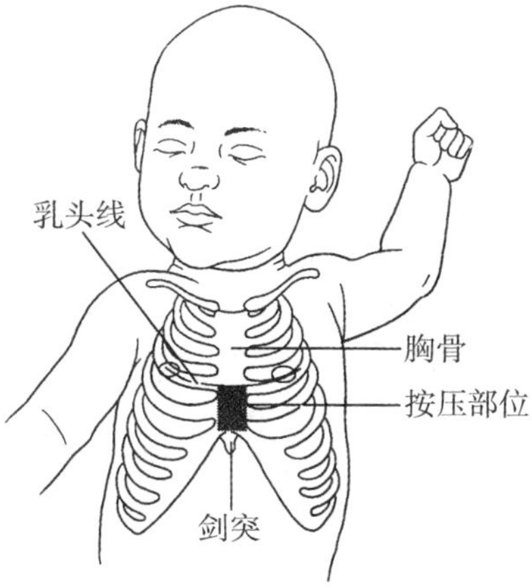

图 4-2　胸外按压部位

（4）药物治疗。建立有效的静脉通路，保证药物的应用。胸外心脏按压不能恢复正常循环时，遵医嘱给予 1 ∶ 10000 肾上腺素 0.1~0.3mL/kg，静脉或气管内注入；如心率仍<100 次/分，可根据病情酌情用纠酸、扩容剂，有休克症状者可给多巴胺或多巴酚丁胺，改善循环；肺出血患儿气管内滴注止血药；对孕母在产前 4~6 小时内曾用过麻醉药者，可用纳洛酮静脉或气管内注入。

（5）评价。评价贯穿新生儿窒息复苏整个过程，通过呼吸、心率、肤色的不断评估，采取相应的处理措施，详细观察并做好记录。

3. 复苏后的呼吸支持。

（1）体位管理。调整好患儿体位，连接好无创通气装置，重点要安置好与患儿的连接部位，以免过紧压迫局部，引起鼻黏膜、鼻中隔组织缺血坏死。有创通气时注意不要牵拉到呼吸机管道，以免气管插管移位或脱落。

（2）密切观察病情变化。动脉血气分析，胸部 X 线摄片，生命体征的监测，24 小时出入量及机械通气的效果，观察有无机械通气并发症的发生，及时处理人机对抗。

（3）预防呼吸机相关性肺炎（VAP）的发生。①定期更换呼吸机管路，积水杯应放在整个管路的最低点，避免呼吸机管道中的冷凝液倒流引起患儿误吸，定期排空积水杯。呼吸机外壳、按钮、面板用含氯消毒剂每天擦拭 1 次。②加强医护人员感染控制教育，每月进行感染监控监测。强化医护人员洗手的依从性，减少交叉感染。③每班做好口腔护理。④注意气道湿化及吸痰护理。⑤体位管理，患儿处于头高足低位。

4. 保温：在整个治疗护理过程中注意患儿保暖，根据情况因地制宜提高室温，如采用袋鼠式保暖、远红外辐射台等保暖措施，维持患儿在适中温度。

5. 家庭支持：及时告知家长患儿目前的病情及可能的预后，耐心、详细地解答疑问，帮助家长树立信心，促进父母角色的转变。

（四）护理评价

1. 患儿是否恢复自主呼吸。

2. 患儿体温是否维持在正常范围。

3. 家长对患儿的病因、治疗及预后的了解程度。

第三节　新生儿黄疸护理规范

新生儿黄疸是胆红素（大部分为未结合胆红素）在体内积聚引起的皮肤黄染或其他器官黄染的现象，分为生理性黄疸和病理性黄疸，重者可致中枢神经系统受损，产生胆红素脑病，可引起死亡或严重后遗症。新生儿摄取、结合、排泄胆红素的能力仅为成人的 1%～2%，因此极易出现黄疸，尤其当新生儿处于饥饿、缺氧、胎粪排出延迟、脱水、酸中毒、头颅血肿或颅内出血等状态时黄疸加重。

（一）新生儿胆红素代谢特点

1. 胆红素生成较多：新生儿红细胞水平高、红细胞寿命短及一部分加速红细胞代谢的病理性因素造成的新生儿溶血。

2. 肝脏胆红素代谢、分泌减少：主要由于肝脏胆红素摄取和结合受限，肝细胞处理胆红素的能力差，与新生儿特别是早产儿的 Y 蛋白、Z 蛋白转运能力不成熟及葡萄糖醛酸转移酶 IA1 活性低有关。排泄结合胆红素的能力也差，易致胆汁淤积。

3. 肠肝循环的特性：初生婴儿的肠道内细菌量少，不能将肠道内的胆红素还原成粪胆原、尿胆原，肠腔内葡萄糖醛酸酶活性较高，能将结合胆红素水解成葡萄糖醛酸及未结合胆红素，后者又被肠吸收经门脉而达肝脏。

（二）新生儿黄疸的分类

1. 生理性黄疸：由于新生儿胆红素的代谢特点，50%～60%的足月儿和80%的早产儿出现生理性黄疸。足月儿生后2～3天出现黄疸，4～5天达高峰，5～7天消退，最迟不超过2周；早产儿生后3～5天出现黄疸，5～7天达高峰，7～9天消退，黄疸程度较足月儿重，消退也较慢，可延长至3～4周。每日血清胆红素升高<85μmol/L（5mg/dl）。有报道显示较小早产儿即使血清胆红素<171μmol/L（10mg/dl）也可发生胆红素脑病。

2. 病理性黄疸。

（1）特点。①黄疸在出生后24小时内出现。②黄疸程度重，血清胆红素为205.2～256.5μmol/L（12～15mg/dl），或每日上升超过85μmol/L（5mg/dl）。③黄疸持续时间长（足月儿>2周，早产儿>4周）。④黄疸退而复现。⑤血清结合胆红素>26μmol/L（1.5mg/dl）。

（2）引起病理性黄疸的主要原因。

1）感染性：①新生儿肝炎，大多为胎儿在宫内由病毒感染所致，以巨细胞病毒最常见。常在生后1～3周或更晚出现黄疸，病重时粪便色浅或灰白，尿色深黄，患儿可有厌食、呕吐，肝轻至中度增大。②新生儿败血症及其他感染，由于细菌毒素的侵入加快红细胞破坏、损坏肝细胞所致。

2）非感染性：①新生儿溶血症，因母婴血型不合引起的同族血型免疫性疾病，临床上以胎儿水肿和/或黄疸、贫血为主要表现，重者可致死或遗留严重后遗症。我国新生儿以 ABO 血型不合引起的溶血最常见，ABO 溶血病主要见于母亲 O 型而胎儿 A 或 B 型。②胆道闭锁，本症多数是由于宫内病毒感染所导致的生后进行性胆管炎、胆管纤维化和胆管闭锁。多在出生后2周开始出现黄疸并呈进行性加重。粪色由浅黄转为白色，肝进行性增大，边硬而光滑。肝功能改变以结合胆红素增高为主。③母乳性黄疸，足月儿多见，以未结合胆红素升高为主，患儿一般状况良好，生长发育正常，肝脏不大，肝功能正常。④遗传性疾病，红细胞6-磷酸葡萄糖脱氢酶缺陷在我国南方多见，核黄疸发生率较高。⑤药物性黄疸，如由维生素 K_3、维生素 K_4、新生霉素等药物引起者。

（三）护理评估

1. 健康史：了解患儿胎龄、分娩方式、Apgar 评分、母婴血型、体重、喂养情况。患儿体温变化及大便颜色、药物服用情况、有无诱发因素等。

2. 身体状况。

（1）黄疸。Rh 溶血者大多在24小时内出现黄疸并迅速加重，ABO 溶血大多在出生后2~3天出现，血清胆红素以未结合型为主。

（2）贫血。Rh 溶血者一般贫血出现早且重，ABO 溶血者贫血少，一般到新生儿后期才出现。

（3）肝脾肿大。Rh 溶血患儿多有不同程度的肝脾肿大，由于髓外造血活跃所致，ABO 溶血病患儿则不明显。

（4）核黄疸。为新生儿高胆红素血症的严重并发症，根据临床表现将其分为四期，见表4-2。

表4-2　核黄疸的临床分期

分期	表现
警告期	嗜睡、肌张力降低、吸吮反射减弱或消失，持续12~24小时
痉挛期	出现痉挛或迟缓、角弓反张、发热等，严重者因呼吸衰竭而死亡。此期持续12~24小时，早产儿或低出生体重儿发生核黄疸时常缺乏典型的痉挛症状
恢复期	存活病例在约2周内上述症状逐渐消退
后遗症期	出现黄疸四联症：手足徐动症、听力障碍、眼球运动障碍和牙釉质发育不全。此外尚有智力低下、癫痫、运动发育障碍等

3. 心理-社会评估：了解家长心理状况，对本病病因、性质、护理与预后的认识程度，尤其是胆红素脑病患儿家长的心理状况。

（四）护理问题

1. 潜在并发症：胆红素脑病。
2. 营养失调：低于机体需要量，与吸吮无力、食欲缺乏及摄入不足有关。
3. 知识缺乏：家长缺乏黄疸护理的相关知识。
4. 有感染的危险：与患儿自身抵抗力低、自身感染与交叉感染有关。

（五）护理措施

1. 密切观察病情变化。

（1）注意皮肤黏膜、巩膜的颜色，注意观察黄疸出现的时间、进展及伴随症状。胆红素脑病以预防为主，如患儿出现拒食、嗜睡、肌张力减退等胆红素脑病的早期表现，立即通知医生做好抢救准备。观察大小便次数、量及性质，如存在胎粪延迟排出，应予以灌肠，促进粪便排出。

（2）黄疸程度的判断。应通过经皮胆红素或血清胆红素的测量进行持续监测。

2. 合理喂养与补液管理。

（1）保证充足的水分和营养供应，根据不同补液内容调节相应的速度，切忌快速输入高渗性药物以免血-脑屏障暂时开放，使已与白蛋白结合的胆红素进入脑组织。

（2）提早喂养可刺激肠蠕动，以利胎粪排出。黄疸期间常表现为吸吮无力、食欲缺乏，应耐心喂养，按需调整喂养方式，如少量多次、间歇喂养等，保证奶量的摄入。

3. 用药护理：遵医嘱给予白蛋白，减少游离胆红素进入脑内。

4. 预防感染：严格无菌操作，尤其要防止交叉感染，医护人员接触患儿前后应洗手，各种治疗护理操作集中进行，防止皮肤破损后细菌侵入引起感染，细菌毒素可加速红细胞的破坏并抑制葡萄糖醛酸转移酶的活性，使血中未结合胆红素浓度增高，因此要注意婴儿皮肤、脐部及臀部清洁，防止破损感染。

5. 健康教育：向家长讲解疾病相关知识，减轻焦虑。若为轻度母乳性黄疸，可继续母乳喂养，如吃母乳后仍出现黄疸，可改为隔次母乳喂养，逐步过渡到正常母乳喂养。若黄疸严重，可考虑暂停母乳喂养，黄疸消退后再恢复母乳喂养。若为红细胞葡萄糖-6-磷酸脱氢酶缺乏症者，需忌食蚕豆及其制品，保管患儿衣物时勿放樟脑丸，并注意药物的选用以免诱发溶血。发生胆红素脑病者注意后遗症的出现，及时给予康复治疗。

（六）护理评价

1. 评价患儿黄疸是否消退。
2. 评价光照疗法及换血疗法的效果。
3. 有无并发症的发生。
4. 患儿家长能否给予正确照顾。

第五章　儿科疾病护理

第一节　小儿肺炎

一、概述

肺炎系指不同病原体或其他因素所致的肺部炎症。以发热、咳嗽、气促、呼吸困难和肺部固定湿性啰音为共同临床表现。病毒是本病发生的主要病原体，常见的是腺病毒、合胞病毒、副流感病毒、流感病毒、轮状病毒等。引起支气管肺炎的细菌很多，多继发于病毒感染，亦有原发即为细菌感染者。常见的细菌有肺炎双球菌、金黄色葡萄球菌、溶血性链球菌、大肠埃希菌等，流感杆菌亦可致肺炎，其他细菌感染少见。肺炎支原体肺炎多见于年长儿，而真菌性肺炎多见于长期滥用抗生素、肾上腺皮质激素的婴幼儿、营养不良患儿。若室内居住拥挤、通风不良、空气污浊、致病性微生物较多，容易发生肺炎。

二、分类

1. 病理分类：支气管肺炎（小叶性肺炎）、大叶性肺炎和间质性肺炎等。儿童以支气管肺炎多见。

2. 病因分类：感染性肺炎，如病毒性肺炎、细菌性肺炎、支原体肺炎、衣原体肺炎、原虫性肺炎、真菌性肺炎等；非感染因素引起的肺炎，如吸入性肺炎、坠积性肺炎、嗜酸性粒细胞肺炎等。

3. 病程分类：急性肺炎（病程在 1 个月内）、迁延性肺炎（病程为 1～3 个月）、慢性肺炎（病程>3 个月）。

4. 病情分类：轻症肺炎（以呼吸系统症状为主，无全身中毒症状）、重症肺炎（除呼吸系统外，其他系统也受累，全身中毒症状明显）。

三、临床表现

1. 一般症状：起病急骤或迟缓。在发病前可先有轻度上呼吸道感染数日，骤发者常有发热，体温 38～39℃，亦可高达 40℃，多为弛张热或不规则热。体弱婴儿大多起病迟缓，发热不明显或体温低于正常状态。

2. 呼吸系统症状：咳嗽较频，早期呈刺激性干咳，极期咳嗽反略减轻，恢复期转为湿咳。剧烈咳嗽常引起呕吐。呼吸急促，呼吸频率可达 40～80 次/分。重症患儿可出现口周、鼻唇沟、指（趾）端发绀，鼻翼翕动及“三凹征”。肺部体征早期不明显，可有呼吸音粗糙或减弱，以后可闻及细湿啰音，以两肺底及脊柱旁较多，于深吸气末更明显。由于多为散在性小病灶，叩诊正常，当病灶融合扩大，累及部分或整个肺叶时，可出现相应的实变体征。如发现一侧肺有叩诊浊音及（或）呼吸音减弱，应考虑有胸腔积液或脓胸。

除上述症状外，患儿常有精神不振、食欲减退、烦躁不安、轻度腹泻或呕吐等全身症状。重症肺炎除全身症状及呼吸系统症状加重外，常出现循环、神经、消化等系统的功能障碍。

3. 循环系统症状：轻者心率稍增快，重症者可出现不同程度的心功能不全或心肌炎。并发心力衰竭者可参考以下诊断标准：①心率突然大于 180 次/分。②呼吸突然加快，大于 60 次/分。③突然极度烦躁不安，明显发绀，面色苍灰，指（趾）甲微循环再充盈时间延长。④肝迅速增大。⑤心音低钝，或出现奔马律，颈静脉怒张。⑥尿少或无尿，颜面、眼睑或下肢水肿。具有前 5 项者即可诊断为心力衰竭。若并发心肌炎者，则表现为面色苍白、心动过速、心音低钝、心律不齐，心电图表现为 ST 段下移和 T 波低平、双向和倒置。重症患儿可发生 DIC，表现为血压下降，四肢凉，皮肤、黏膜出血等。

4. 神经系统症状：常出现嗜睡、烦躁不安，或两者交替出现。重症者可出现抽搐、昏迷或反复惊厥等中毒性脑病的表现。

5. 消化系统症状：可出现食欲减退、呕吐、腹泻、腹胀等。重症肺炎常发生中毒性肠麻痹，出现明显腹胀，以致膈肌升高，进一步加重呼吸困难。胃肠道出血可吐出咖啡样物、便血或柏油样便。

四、治疗要点

应采取综合措施，积极控制炎症，改善肺的通气功能，防止并发症。

1. 一般治疗：保持室内空气流通，室温以 18～20℃ 为宜，相对湿度 60%。保持呼吸道通畅，及时清除上呼吸道分泌物，变换体位，以利痰液排出。加强营养，饮食应富含蛋白质和维生素，少量多餐。重症不能进食者，可给予静脉营养。不同病原体肺炎患儿宜分室居住，以免交叉感染。

2. 病原治疗。

（1）抗生素。经肺穿刺研究资料证明，绝大多数重症肺炎是由细菌感染引起的，或在病毒感染的基础上并发细菌感染，故需采用抗生素治疗。使用原则：①根据病原菌选用敏感药物。②早期治疗。③联合用药。④选用渗入下呼吸道浓度高的药物。⑤足量、足疗程，重症宜经静脉途径给药。

1）革兰阳性球菌感染：肺炎链球菌肺炎，青霉素仍为首选。一般用大剂量青霉素静脉滴注，对青霉素过敏者改用红霉素。葡萄球菌肺炎首选耐酶（β-内酰胺酶）药物，如苯唑西林、头孢噻吩钠或第三代头孢菌素静脉滴注。厌氧菌肺炎用氟哌嗪青霉素及甲硝唑有效。

2）革兰阴性杆菌感染：一般可用氨苄西林或氨基糖苷类抗生素。铜绿假单胞菌肺炎可用头孢他啶、头孢曲松等。

3）支原体肺炎多采用红霉素，1 个疗程 2 周为宜。

抗生素一般用至体温正常后 5~7 天，临床症状基本消失后 3 天。葡萄球菌性肺炎在体温正常后继续用药 2 周，总疗程 6 周。支原体肺炎至少用药 2~3 周。病毒感染者可选用抗病毒药物，如利巴韦林、干扰素等。

（2）对症治疗。止咳、止喘，保持呼吸道通畅；纠正低氧血症、水与电解质、酸碱平衡紊乱；对于中毒性肠麻痹者，应禁食、胃肠减压，皮下注射新斯的明；对有心力衰竭、感染性休克、脑水肿、呼吸衰竭者，采取相应的治疗措施。

1）肾上腺皮质激素的应用：若中毒症状明显，或严重喘憋，伴有脑水肿、中毒性脑病、感染性休克、呼吸衰竭等，可应用肾上腺皮质激素，常用地塞米松，每天 2~3 次，每次 2mg，1 个疗程 3~5 天。

2）氧疗：凡具有低氧血症者，如呼吸困难、喘憋、口唇发绀、面色苍灰等应立即给氧。一般采取鼻前庭给氧，氧流量为 0.5~1L/min，氧浓度<40%；氧气应湿化，以免损伤气道纤毛上皮细胞和痰液变黏稠。若出现呼吸衰竭，则应使用人工呼吸器。

（3）防止并发症。对并发脓胸、脓气胸者应及时抽脓、抽气。遇到下述情况宜考虑胸腔闭式引流：①年龄小，中毒症状重。②黏液黏稠，经反复穿刺抽脓不畅者。③张力性气胸。肺大疱一般可随炎症的控制而消失。

（4）其他。肺部理疗有促进炎症消散的作用；胸腺素为细胞免疫调节剂，并能增强抗生素的作用；维生素 C、维生素 E 等氧自由基清除剂能清除氧自由基，有利于疾病康复。

五、护理评估

1. 现病史。

（1）局部。咳嗽的性质，有无痰液分泌及性状，有无呼吸音异常，重症患儿可发生鼻翼翕动及“三凹征”。肺部听诊有无干、湿性啰音。

(2) 全身。体温高低不等，发热的规律常可提示肺炎的类型。脉搏偏快，由于发热引起。

2. 健康史：了解咳嗽、咳痰、呼吸困难等呼吸道症状。患儿的食物偏好及食欲，近期体重变化。面色、皮肤有无湿疹，或其他过敏史。既往有无营养不良和缺乏锻炼和过敏体质。了解求医过程，用药情况和抗生素使用情况。

3. 辅助检查：包括实验室检查、胸部X线摄片及病原学检查。

(1) 实验室检查。血、尿常规，肝、肾功能，C反应蛋白。

(2) 胸部X线摄片。

(3) 病原学检查。鼻咽拭子或气管分泌物标本、痰液、气管吸出物、胸腔积液及血液做细菌培养。

4. 心理-社会因素：患儿及家长对疾病的认识程度，担心疾病康复，有无后遗症。

六、常见护理诊断/合作性问题

1. 体温过高：与细菌或病毒感染有关。

2. 清理呼吸道无效：与痰液黏稠不易咳出，气道分泌物堆积有关。

3. 气体交换受损：与肺部炎症有关。

4. 不舒适：与咳嗽、呼吸困难等有关。

5. 潜在并发症：心力衰竭。

七、护理目标

1. 患儿能及时清除痰液，呼吸平稳。

2. 患儿未发生高热惊厥，体温恢复正常。

3. 患儿并发症得到及时发现和处理，或无并发症发生。

八、护理措施

1. 维持正常体温，使身体进入舒适状态：呼吸系统疾病患儿常有发热症状，发热时帮患儿松解衣被，及时更换汗湿衣服，并用热毛巾把汗液擦干，以免散热困难而出现高热惊厥；同时，避免汗液吸收、皮肤热量蒸发会引起受凉加重病情。密切观察患儿的体温变化，体温>38.5℃时给予物理降温，如乙醇擦浴、冷水袋敷前额等，对营养不良、体弱的患儿，不宜服退热药或乙醇擦浴，可用温水擦浴降温。必要时按医嘱给予退热药物。退热处置后每30~60分钟复测体温，高热时需1~2小时测量体温1次，及时做好记录。随时注意有无新的症状或体征出现，以防高热惊厥或体温骤降。

2. 改善呼吸功能：保持病室环境舒适，空气流通，温湿度适宜，尽量使患儿安静，以减少氧的消耗。不同病原体感染患儿应分室居住，以防交叉感染。置患儿于有利于肺扩张的体位，或抱起患儿，以减少肺部淤血和防止肺不张。正确留取标本，以指导临床用药；遵医嘱使用抗生素治疗，以消除呼吸道炎症，促进气体交换，注意观察治疗效果。

3. 保持呼吸道通畅：及时清除患儿口鼻分泌物，经常协助患儿转换体位，同时轻拍背部，边拍边鼓励患儿咳嗽，以促进肺泡及呼吸道的分泌物借助重力和震动易于排出。病情许可的情况下可进行体位引流。给予超声雾化吸入，以稀释痰液，利于咳出，必要时予以吸痰。

4. 密切观察病情：小儿在病程中热度逐渐下降，精神好转、呼吸平稳、食欲增加、咳嗽减轻、面色好转都提示疾病在好转中。若在治疗中突然出现剧烈的咳嗽、气急、口周发紫、神情萎靡、高热、烦躁不安，提示病情恶化，需及时向医生反映。由于新生儿病情变化很快，症状不典型，应格外注意。如患肺炎的新生儿吸吮不好、哭声低微、呼吸加快，需注意脉搏及心率的变化，如有心率增快，达140~160次/分或以上，同时伴有呼吸困难加重、烦躁不安、肝大，提示有心力衰竭的可能，应积极处理。如患儿病情突然加重，出现剧烈咳嗽、烦躁不安、呼吸困难、胸痛、面色青紫、患侧呼吸运动受阻等，提示并发脓胸或脓气胸，应及时配合进行胸腔穿刺或胸腔闭式引流。

5. 心理护理：保持病室安静，避免有害气味及强光的刺激，以保证患儿的休息。热情、亲切地与患儿交流，耐心细致地关心他们，使他们对护理人员产生亲近感，使患儿保持良好的心情，主动、安心地接受治疗与护理。咳喘发作时，守护并安抚患儿，鼓励患儿将不适及时告诉医护人员，尽量满足患儿的合理要求。

6. 健康教育：指导家长平时加强患儿营养、增强患儿体质，开展户外活动，进行体格锻炼。教育患儿养成良好的个人卫生习惯。易患呼吸道感染的患儿，在寒冷季节或气候骤变外出时应注意保暖，避免着凉，少到人多的公共场合，避免交叉感染。患有营养不良、佝偻病、营养性贫血及先天性心脏病的患儿应及时进行相应治疗，有利于增强抵抗力，减少呼吸道感染的发生。

九、护理评价

1. 患儿能及时清除痰液，呼吸平稳。
2. 患儿未发生高热惊厥，体温恢复正常。
3. 患儿并发症得到及时诊断和处理，或无并发症发生。

第二节 病毒性脑炎

病毒性脑炎（viral encephalitis）是指各种病毒感染引起的一组以精神和意识障碍为突出表现的中枢神经系统感染性疾病。80%以上的病毒性脑炎由肠道病毒引起（柯萨奇病毒、埃可病毒），其次为虫媒病毒（如乙脑病毒）、腮腺炎病毒和疱疹病毒等。由于神经系统受累的部位、病毒致病的强度等不同，临床表现差异较大。

一、临床特点

1. 前驱期症状：多数患儿有上呼吸道或胃肠道感染等前驱症状，如发热、头痛、咽痛、食欲减退、呕吐、腹泻等。

2. 脑实质受累症状。

（1）意识障碍。对外界反应淡漠、迟钝，或烦躁、嗜睡，甚至出现谵妄、昏迷。如累及脑膜则出现脑膜刺激征。

（2）抽搐。可以为局限性、全身性或为持续性。

（3）运动功能障碍。病变累及脑干可致多数脑神经麻痹，表现为斜视、面瘫或吞咽困难，典型的出现交叉性瘫痪，严重的出现呼吸、循环衰竭。病变累及基底节等椎体外系时，出现各种不同类型的不自主运动，包括多动、震颤、肌张力改变如舞蹈性动作、肌强直等。

（4）小脑受累症状。共济失调、眼球震颤、肌张力低下等。

（5）精神症状。部分患儿精神症状非常突出，如记忆力减退、定向障碍、幻听、幻视，情绪改变、易怒，有时出现猜疑。

（6）自主神经症状。出汗明显，唾液分泌增多、颜面潮红，可能出现大小便功能障碍。

3. 颅内压增高症状：主要表现为头痛、呕吐、心动过缓、血压升高、球结膜水肿、视盘水肿，婴儿前囟饱满、意识障碍，严重时可出现脑疝，危及生命。

4. 病程：大部分病毒性脑炎的病程为2周，多可完全恢复，但重者可留下不同程度的后遗症，如肢体瘫痪、癫痫、智力低下、失语、失明等。

5. 辅助检查。

（1）周围血常规。白细胞计数正常或偏低。

（2）脑脊液。压力正常或增高，白细胞轻或中度升高，一般不超过 $100\times10^6/L$，以淋巴细胞为主，蛋白含量正常或略高，糖和氯化物正常。

（3）病毒学、免疫学检查。部分患儿脑脊液病毒培养及特异性抗体测试阳性。恢复期血清特异性抗体滴度高于急性期 4 倍以上有诊断价值。

二、护理评估

1. 健康史：询问患儿近 1～2 周内有无呼吸道、消化道等前驱感染症状，有无头痛、呕吐、抽搐等表现。

2. 症状、体征：评估患儿的生命体征、意识障碍、肢体瘫痪以及头痛程度，注意检查脑膜刺激征，有无脑神经麻痹、精神症状、前囟隆起等表现。

3. 心理-社会因素：评估患儿、家长的心理状况和对本病的了解程度，有无焦虑、恐惧，以及家庭经济能力。

4. 辅助检查：及时了解血液化验、脑脊液检查结果，以及脑电图、头颅 CT 的改变。

三、常见护理问题

1. 体温过高：与病毒感染有关。
2. 营养失调：低于机体需要量，与摄入不足、机体消耗增多有关。
3. 有受伤的危险：与昏迷、抽搐、瘫痪有关。
4. 恐惧（家长）：与预后不良有关。
5. 合作性问题：颅内高压症、昏迷。

四、护理措施

1. 合理的体位：患儿取平卧位，上半身可抬高 15°～30°，利于静脉回流，降低脑静脉窦压力，有助于降低颅内压。呕吐患儿可取侧卧位，以便分泌物排出，保持呼吸道通畅。

2. 保持安静：患儿抽搐或躁动不安时，遵医嘱使用镇静药，因为任何躁动不安均能加重脑缺氧。

3. 密切观察病情：注意患儿神志、瞳孔、呼吸、心率、血压、前囟、哭声、肌张力，抽搐次数、性质及持续时间等，应经常巡视、密切观察、详细记录，以便及早发现，给予急救处理。

4. 密切注意药物疗效及不良反应：甘露醇、呋塞米、激素使用后需注意瞳孔、前囟张力、头痛程度、血压、尿量等变化，必要时复查电解质。

5. 维持正常体温：监测体温变化，观察热型及伴随症状。体温>38℃时给予物理降温如头置冰水袋、温水擦浴、解热贴敷额等；体温>39℃时遵医嘱使用药物降温，并注意降温疗效。鼓励患儿多饮水，必要时静脉补液；出汗后及时更换衣物，以防受凉。

6. 保护脑细胞：给予氧气吸入，定时监测血氧饱和度。并按医嘱使用甘露醇、呋塞米、地塞米松等以减轻脑水肿。

7. 保证营养供应：饮食宜清淡、易消化、富含营养。注意食物的调配，增加患儿的食欲。少量多餐，以减轻胃的饱胀，防呕吐发生。对昏迷或吞咽困难的患儿，应及早给予鼻饲，保证热量供应。

8. 促进肢体功能的恢复。

（1）卧床期间协助患儿洗漱、进食及大小便和个人卫生等。

（2）教会家长给患儿翻身及皮肤护理的方法，预防压疮的出现。

（3）保持瘫痪肢体于功能位置。病情稳定后，及早督促患儿进行肢体的被动或主动功能锻炼。活动要循序渐进，加强保护措施，防止碰伤。在每次改变锻炼方式时给予指导、帮助和鼓励。

9. 做好心理护理：树立患儿及其家长战胜疾病的信心，促进康复训练，增强患儿自我照顾能力。耐心介绍环境，给予关心、爱护，以减轻患儿的不安与焦虑。

10. 健康教育。

（1）腰椎穿刺是诊断病毒性脑炎必不可少的检查。让家长懂得：脑脊液每小时可产生 20mL 左右，抽出 2mL 脑脊液检查不会影响机体的功能，腰椎穿刺后平卧 2h、禁食 2h 即可。这样可以解除患儿及家长的顾虑。

（2）根据患儿及家长的接受程度，介绍病情以及病毒性脑炎可能的转归，鼓励患儿和家长树立战胜疾病的信心。

（3）指导、督促家长掌握保护性看护和日常生活护理的有关知识，指导家长做好智力训练和瘫痪肢体功能训练。

五、出院指导

1. 对恢复期或有神经系统后遗症的患儿，继续进行肢体及语言功能训练，如针灸、按摩和物理治疗等。

2. 有继发性癫痫患儿应定期随访，长期、正规服用抗癫痫药物。

3. 有精神异常者，要注意安全，避免登高、游泳等，多给予关心指导，勿受不良刺激。

第三节 小儿腹泻病

小儿腹泻病是由多病原、多因素引起的以排便次数增多和大便性状改变为特征的消化道综合征，是儿科常见病之一。多见于6个月至2岁的婴幼儿，一年四季均可发病，但夏秋季发病率高。

婴幼儿易患腹泻病的因素有：①婴幼儿消化系统发育不完善：胃酸及消化酶分泌少，消化酶活性低，不能适应食物量及质的较大变化，消化道功能易紊乱。②小儿生长发育快：对营养物质的需求相对多，且婴儿食物以液体为主，水的入量大，消化道负担重。③胃肠道防御功能较差：婴儿胃酸偏少，对进入胃内的细菌杀灭能力较弱；婴儿血清免疫球蛋白（尤其IgM、IgA）和胃肠道SIgA均较低。④肠道正常菌群失调：新生儿出生后未建立正常肠道菌群，改变饮食使肠道内环境改变；或滥用广谱抗生素致肠道正常菌群失调，引起肠道感染。⑤人工喂养：不能从母乳中获得抗感染成分（SIgA、乳铁蛋白、巨噬细胞和粒细胞、溶菌酶等）；牛乳加热过程中某些抗感染成分被破坏；人工喂养的食物和食具极易被污染。故人工喂养儿肠道感染概率明显高于母乳喂养儿。

一、病因与发病机制

1. 病因：分感染因素与非感染因素两类，以感染因素为主。

2. 发病机制：肠腔内存在大量不能吸收的具有渗透活性的物质（渗透性腹泻）、肠腔内电解质分泌过多（分泌性腹泻）、炎症致液体大量渗出（渗出性腹泻）和肠道功能异常（肠道功能异常性腹泻）。实际上，腹泻常是多种机制共同作用的结果。

（1）感染性腹泻。

1）病毒性肠炎：病毒使小肠绒毛细胞受损，导致小肠黏膜吸收水、电解质减少，肠液大量积聚致腹泻；肠黏膜细胞分泌的双糖酶不足或活性下降，积聚在肠腔内的糖类被细菌分解后引起肠液渗透压升高；双糖分解不全造成微绒毛上皮转运钠功能障碍，大量水和电解质丧失，腹泻进一步加重。

2）细菌性肠炎：①肠毒素性肠炎，如产肠毒素型大肠埃希菌、霍乱弧菌。主要通过抑制小肠绒毛上皮细胞吸收钠离子、氯离子和水，使小肠液分泌增多，超过结肠吸收能力而导致腹泻。②侵袭性肠炎，如侵袭性大肠埃希菌、空肠弯曲菌、耶尔森菌、沙门菌属、金黄色葡萄球菌等。主要引起肠黏膜充血、水肿、炎细胞浸润、溃疡和渗出等，从而导致排出含有白细胞和红细胞的痢疾样大粪；因结肠炎症而不能充分吸收来自小肠的液体等，使之发生腹泻。

（2）非感染性腹泻。当摄入食物的量过多或食物的质发生改变，食物不能被充分消化吸收而堆积于小肠上部，使局部酸度降低，肠道下部细菌上移和繁殖，使食物腐败和发酵，造成肠蠕动亢进，引起腹泻、脱水、电解质紊乱。毒素的吸收会产生中毒症状。

二、临床表现

根据病程将病程长短在2周以内的称为急性腹泻，2周至2个月的称为迁延性腹泻，2个月以上的称为慢性腹泻。根据病情将腹泻分为轻型（无脱水及中毒症状）、中型（轻、中度脱水或有轻度中毒症状）及重型（重度脱水或有明显中毒症状）腹泻。

1. 腹泻病共同的临床表现。

（1）胃肠道症状。①轻型腹泻：多由肠道外感染、饮食、气候因素引起，以胃肠道症状为主，患儿有食欲缺乏症状，偶有呕吐症状，排便每日数次或10余次，呈黄色或黄绿色，稀薄或带水，有酸味，可有奶瓣或少量黏液。②中、重型腹泻：多由肠道内感染引起。患儿常有呕吐症状，严重者吐咖啡渣样液体，每日排便10余次至数十次，每次量较多，呈蛋花汤或水样，可有少量黏液。侵袭性肠炎引起者粪便呈脓血样。

（2）全身中毒症状。轻型腹泻患儿偶有低热症状；中、重型腹泻患儿有发热、精神萎靡或烦躁不安、意识朦胧甚至昏迷等症状。

（3）水、电解质及酸碱平衡紊乱。

1）脱水：主要表现为眼窝及前囟凹陷、黏膜及皮肤干燥、皮肤弹性差、泪及尿量减少、口渴、烦躁、嗜睡，甚至昏迷、休克等。临床上将脱水分为轻、中、重三度。由于腹泻患儿丢失的水和电解质比例不同，可造成等渗性、低渗性、高渗性脱水。等渗性脱水最常见，为一般脱水表现；低渗性脱水以周围循环衰竭为突出表现，如眼窝及前囟凹陷、黏膜及皮肤干燥、皮肤弹性差、尿少，甚至血压下降、嗜睡、昏迷等，而口渴不明显、尿相对密度低；高渗性脱水较少见，以口渴、高热、烦躁、惊厥、肌张力增强为突出表现。

2）代谢性酸中毒：腹泻丢失大量碱性物质；进食少和肠吸收不良，摄入热量不足导致脂肪分解增加，酮体生成增多；血容量减少，血液浓缩，循环缓慢，组织缺氧，乳酸堆积；肾血流不足，尿量减少，酸性代谢产物在体内堆积。故中、重度脱水都有不同程度的酸中毒，表现为口唇樱桃红色或发绀、呼吸深大、呼出气体有烂苹果味等，精神萎靡或烦躁不安、嗜睡甚至昏迷。

3）低钾血症：呕吐、腹泻时大量丢失钾；进食少导致钾摄入不足；肾的保钾功能比保钠功能差。故腹泻病时多有不同程度的低钾，尤其多见于腹泻时间长和营养不良的患儿。但在脱水未纠正前，由于血液浓缩，酸中毒时钾由细胞内向细胞外转移，以及尿少排钾也减少等原因，体内钾总量虽少，但血钾可维持正常。随着脱水的纠正、血钾被稀释、酸中毒被纠正和输入的葡萄糖合成糖原等，由于钾由细胞外向细胞内转移、利尿后钾排出增加以及排便继续失钾等因素，血钾下降，随即出现缺钾症状。主要表现有神经、肌肉兴奋性降低，精神萎靡，腱反射减弱或消失，腹胀，肠鸣音减弱甚至肠麻痹，心音低钝，心律失常等。心电图示T波改变、ST段下降，出现U波。

4）低钙和低镁血症：腹泻患儿进食少，吸收不良，排便丢失钙、镁等原因，致体内钙、镁减少，在腹泻较久、活动性佝偻病和营养不良患儿中更常见。但在脱水和酸中毒时，因血液浓缩和离子钙增加，可不出现低钙表现，待脱水和酸中毒纠正后，离子钙减少，出现手足搐搦和惊厥等低钙血症表现。极少数患儿经补钙后症状仍不好转，应考虑为低镁血症，表现为手足震颤、抽搐。

2. 几种常见类型肠炎的临床特点。

（1）轮状病毒肠炎。秋、冬季婴幼儿腹泻最常见的类型，好发于6~24个月的婴幼儿。经粪-口传播，潜伏期1~3天，起病急，常伴发热、上呼吸道感染症状，无明显中毒症状。病初呕吐，随后腹泻，大便数次、量多、水分多，呈黄色水样或蛋花汤样，无腥臭味。常伴脱水、酸中毒。近年报道，轮状病毒可侵犯多个脏器，如心肌、神经系统。本病有自限性，病程3~8天。粪镜检偶见少量白细胞。

（2）产毒性细菌引起的肠炎。多发生在夏季，以5~8月份为多。潜伏期1~2天，起病急。腹泻频繁、量多，呈蛋花汤样或水样，混有黏液，伴呕吐，镜检无白细胞。常合并水、电解质紊乱，酸中毒。属自限性疾病。

（3）侵袭性细菌包括侵袭性大肠埃希菌、空肠弯曲菌、耶尔森菌、鼠伤寒杆菌等引起的肠炎。多发生在夏季，症状与细菌性痢疾相似。发病急，高热、惊厥、呕吐、腹痛、里急后重，频繁腹泻，大便呈黏液样或脓血便，有腥臭。全身中毒症状重，甚至出现感染性休克。大便镜检可见大量白细胞和数量不等的红细胞。大便细菌培养可找到相应病原菌。

（4）出血性大肠埃希菌肠炎。排便次数增多，初为黄色水样便，后转为血水便，有特殊臭味，伴腹痛。大便镜检有大量红细胞，一般无白细胞。

（5）抗生素诱发的肠炎。多继发于使用大量抗生素后，免疫功能低下者、长期应用糖皮质激素者、营养不良者更易发病。病程和症状与耐药菌株的不同及菌群失调的程度有关。婴幼儿病情较重。①金黄色葡萄球菌肠炎：多继发于使用大量抗生素后，表现为发热、呕吐、腹泻，典型症状为大便呈暗绿色，量多混有黏液，伴中毒症状、脱水和电解质紊乱，甚至休克。大便镜检有大量脓细胞和 G^{+}球菌，培养有葡萄球菌生长，凝固酶阳性。停用抗生素后自然缓解。②假膜性肠炎：由难辨梭状芽孢杆菌引起，表现为腹泻，大便呈黄绿色水样，有假膜排出，少数带血，易出现脱水、电解质紊乱和酸中毒，伴发热、腹胀和全身中毒症状。炎症指标升高，大便厌氧菌培养可阳性。③真菌性肠炎：多为白念珠菌所致，常继发其他感染或菌群失调，常伴鹅口疮。排便次数增多，黄色稀便，泡沫多带黏液，有时见豆腐渣样（菌落）细块；大便镜检有真菌孢子体和菌丝。

3. 生理性腹泻：多见于6个月以内的婴儿，外观虚胖，常见湿疹。出生后不久即腹泻，除排便次数增多外，小儿精神食欲好，体重增长正常，不影响生长发育。添加辅食后，排便逐渐转为正常。

三、辅助检查

1. 血常规：白细胞总数及中性粒细胞增多提示细菌感染，降低提示病毒感染；过敏性肠炎或寄生虫引起的肠炎表现为嗜酸性粒细胞增多。

2. 大便检查：大便镜检有大量脂肪球，无或偶见白细胞者多为侵袭性肠炎以外的病因引起；反之，大便镜检有较多白细胞者多为各种侵袭性细菌引起，大便培养可检出致病菌。可疑病毒性肠炎者可做病毒学检查。

3. 血生化检查：血钠测定有助于判断脱水性质；血钾、血钙浓度有助于判断有无低钾、低钙血症；血气分析帮助诊断有无酸碱失调及程度。

四、治疗要点

腹泻病的治疗要点见表5-1。

表5-1　腹泻病的治疗要点

治疗原则	具体方法
调整饮食	强调继续饮食，满足生理需要，补充疾病消耗，缩短康复时间
纠正水、电解质紊乱	口服补液：适于轻、中度脱水患儿 静脉补液：适于中、重度脱水伴循环衰竭或呕吐频繁、腹胀的患儿

续　表

治疗原则		具体方法
药物治疗	控制感染	水样便：一般不用抗生素，合理输液，选用微生态制剂和黏膜保护药 黏液、脓血便：选用抗生素 大肠埃希菌、空肠弯曲菌等感染性肠炎：选用抗革兰阴性杆菌抗生素 抗生素诱发性肠炎：停用原抗生素，根据症状用药（如新青霉素、万古霉素、利血平、甲硝唑或抗真菌药物）
	微生态疗法	恢复肠道正常菌群，抑制病原菌定植和侵袭，控制腹泻。常用制剂：双歧杆菌、嗜乳酸杆菌、粪链球菌、蜡样芽孢杆菌等
	肠黏膜保护药	在胃肠黏膜上形成均匀保护膜，能吸附病原体及毒素，阻止病原微生物的攻击。常用蒙脱石粉（思密达）
	补锌治疗	急性腹泻补锌可加快肠黏膜修复，缩短病程。世界卫生组织建议腹泻儿童补锌10~14天，患儿<6个月补锌10mg/天，>6个月补锌20mg/天
预防并发症		迁延性、慢性腹泻伴营养不良或其他并发症时，采取综合治疗

五、护理措施

1. 基础护理。

（1）调整饮食。强调继续饮食，以满足生理需要，补充疾病消耗，以缩短康复时间。但严重呕吐者可暂禁食4~6h（不禁水），待好转后继续喂食，由少到多、由稀到稠。以母乳喂养的婴儿继续哺乳，暂停辅食；人工喂养者可喂以等量米汤或稀释的牛奶或其他代乳品，由米汤、粥、面条等过渡到正常饮食。病毒性肠炎者多有双糖酶（主要是乳糖酶）缺乏的情况，可暂停乳类喂养，改为豆类、淀粉代乳品或发酵奶，或去乳糖配方奶粉以减轻腹泻。腹泻停止后继续给予富含热卡和营养价值高的饮食，并每日加餐1次，共2周。

（2）加强日常护理。①保持室内清洁、舒适、温湿度适宜。②对感染性腹泻患儿应做好消毒隔离，与其他小儿分室收治；食具、衣物、尿布应专用；医护人员及母亲喂奶前及换尿布后要洗手，并做好床边隔离；对粪和被污染的衣、被进行消毒处理，防止交互感染。③准确记录24h液体出入量。

2. 疾病护理。

（1）纠正水、电解质紊乱及酸碱失衡。

1）口服补液（ORS）：适用于轻、中度脱水而无严重呕吐者。轻度脱水50~80mL/kg，中度脱水80~100mL/kg，于8~12h将累积损失量补足。脱水纠正后，可将 ORS 用等量水稀释按病情需要随意口服。服用 ORS 液时应注意：口服传统 ORS 液时让患儿照常饮水，防止高钠血症的发生；患儿如眼睑出现水肿，应停止服用 ORS 液，改用白开水；新生儿或心、肾功能不全、休克及明显呕吐腹胀者不宜应用 ORS 液。

2）静脉补液：适用于中度以上脱水、吐泻严重或腹胀的患儿。

第 1 天补液：输液总量包括三部分，即补充累积损失量、生理需要量和继续丢失量。一般轻度脱水为 90~120mL/kg，中度脱水为 120~150mL/kg，重度脱水为 150~180mL/kg。溶液种类：根据脱水性质选择不同张力的混合液，一般等渗性脱水用 1/2 张含钠液、低渗性脱水用 2/3 张含钠液、高渗性脱水用 1/3 张含钠液。若判断脱水性质有困难，先按等渗性脱水处理。输液速度：对重度脱水有周围循环衰竭者，应先扩容，给予 2 ∶ 1 等张含钠液，20mL/kg，30~60min 输完。累积损失量（扣除扩容液量）在 8~12h 补完，滴速 8~10mL/（kg·h）；继续丢失和生理需要量在 12~16h 补完，约每小时 5mL/kg。纠正酸中毒、低钾血症、低钙血症、低镁血症。

第 2 天及以后补液：主要补充继续丢失量和生理需要量，可改为口服补液，输液量根据吐泻和进食情况估算。口服量不足或口服困难者仍需静脉补液。继续补钾，供给能量。

静脉补液期间应注意：速度过快易发生心力衰竭及肺水肿，速度过慢则脱水不能及时纠正。补液中应观察患儿前囟、皮肤弹性、眼窝凹陷情况及尿量，若补液合理，3~4h 应排尿，表明血容量恢复。若 24h 患儿皮肤弹性及眼窝凹陷恢复，说明脱水已纠正。若尿量多而脱水未纠正，表明液体中葡萄糖液比例过高；若输液后出现眼睑水肿，说明电解质溶液比例过高。及时观察静脉输液是否通畅，局部有无渗液、红肿。准确记录第 1 次排尿时间、24h 出入量，根据患儿基本情况，调整液体入量及速度。

（2）加强臀部护理。选用清洁、柔软的布类尿布，避免使用塑料布或橡皮布包裹，及时更换；每次排便后用温水清洗臀部、蘸干，涂 5%鞣酸软膏或 40%氧化锌油，保持会阴部及肛周皮肤干燥；如局部有溃疡，可按臀红的程度增加暴露部位或用灯泡照射、理疗等促使创面干燥愈合。

（3）对症处理。①眼部护理：重度脱水患儿泪液减少，结膜、角膜干燥，且眼睑不能闭合，角膜暴露容易受伤引起感染。可用 0.9%氯化钠溶液浸润角膜，点眼药膏，眼罩覆盖。②发热的护理：体温过高者给予物理或药物降温，及时擦干汗液更衣，多饮水，做好口腔及皮肤护理。③腹痛的护理：腹痛时可按摩患儿腹部做好腹部保暖，转移注意力，严重者可遵医嘱应用解痉药物。④腹泻的护理：避免使用止泻药，如洛哌丁胺，因有抑制胃肠动力的作用，可增加细菌繁殖和毒素的吸收，对感染性腹泻有时是很危险的。

（4）观察病情。①观察生命体征：应观察体温、脉搏、呼吸、血压、末梢循环、尿量等，并监测体重。②观察排便情况：观察记录排便次数、量、颜色、性状、气味，有无黏液。按医嘱及时送检大便标本。③观察脱水情况：注意有无低钾血症、低钙血症、代谢性酸中毒的表现，遵医嘱及时采血做电解质和血气分析。

3. 健康教育。

（1）向家长介绍腹泻病的病因、潜在并发症、转归和相关治疗措施；指导臀部护理、出入量监测和脱水表现的观察；宣教饮食、用药和输注中的护理要点，如服用微生态制剂时，指导家长不要与抗生素同服，应间隔至少 2h 以上。

（2）指导家长对不住院患儿的家庭护理，介绍预防脱水的方法，指导口服补液盐的配制、喂养方法和注意事项。

（3）指导家长患儿出院后注意饮食卫生、合理喂养、预防气候变化时患儿受凉或过热；避免长期滥用抗生素，以免造成肠道菌群失调而引起肠炎迁延不愈。

（4）如在流行地区和季节，可根据家长的意愿进行轮状病毒肠炎疫苗的接种。

第四节　先天性心脏病

一、概述

先天性心脏病是胎儿时期心脏血管发育异常而导致的畸形，是小儿最常见的心脏病。发病率为活产婴儿的 7‰~8‰，年龄越小，发病数越多。心脏在胚胎发育阶段，受到某些因素影响，导致心脏某个部位的发育停顿或异常，均可造成先天性心脏血管畸形。

致病因素可分为两类，遗传因素和环境因素。

遗传因素：单基因突变在先天性心血管畸形中，可伴有心外畸形，占 1%~2%。临床可见 Marfan 和 Noonan。染色体畸变，占 4%~5%。多伴有心外其他畸形。临床可见唐氏综合征（21-三体综合征）、13-三体综合征。多基因突变，多数为心血管畸形不伴有其他畸形。先天性代谢紊乱，体内某种酶的缺乏，如Ⅱ型糖原贮积症等。

环境因素：很多，重要的有宫内感染（风疹、流行性感冒、流行性腮腺炎和柯萨奇病毒感染等），孕母缺乏叶酸、与大剂量放射线接触、药物影响（抗癌药、甲苯磺丁脲等）、患有代谢性疾病（糖尿病、高钙血症）或能造成宫内缺氧的慢性疾病。所以，先天性心脏病可能是胎儿周围的环境和遗传因素相互作用的结果。

根据左右心腔或大血管间有无分流和临床有无发绀，可分为3类。

1. 左向右分流型（潜伏青紫型）：在左、右心之间或与左心肺动脉之间具有异常通路。正常情况下，体循环的压力高于肺循环的压力，左心压力高于右心压力，血液从左向右侧分流，故平时不出现发绀。当剧烈哭闹或任何原因使肺动脉或右心室压力增高并超过左心室时，血液自右向左分流，可出现暂时性发绀。常见房间隔缺损、室间隔缺损或动脉导管未闭。

2. 右向左分流型（青紫型）：多见复杂性先天性心脏病，因右心系统发育异常，静脉血流入右心后不能全部流入肺循环，达到氧合作用，有一部分或大部分自右心或肺动脉流入左心或主动脉，直接进入体循环，出现持续性发绀。根据肺血流量的多少，将右向左分流分为肺缺血性（法洛四联症、三尖瓣闭锁）和肺充血性（完全型大动脉转位、总动脉干等）。

3. 无分流型（无青紫型）：心左、右两侧或动、静脉之间无异常通路或分流。通常无发绀，只有在心力衰竭时才发生。梗阻型常见疾病如肺动脉口狭窄和主动脉缩窄等，反流型二尖瓣关闭不全、肺动脉瓣关闭不全等，其他类型的心脏病少见，如主动脉弓畸形、右位心等。

二、常见先天性心脏病

（一）动脉导管未闭

动脉导管未闭是指出生后动脉导管持续开放，血流从主动脉经导管分流至肺动脉，进入左心，并产生病理生理改变。动脉导管未闭占先天性心脏病发病总数的9%~12%，男女之比为1∶3。

1. 临床表现：临床症状的轻重，取决于导管管径粗细和分流量的大小。动脉导管较细，症状较轻或无症状。导管粗大者，分流量大，表现为气促、咳嗽、乏力、多汗、生长发育落后等。偶见扩大的肺动脉压迫喉返神经而引起声音嘶哑。严重肺动脉高压时，产生差异性发绀，下肢发绀明显，杵状趾。查体可闻及胸骨左缘第1~2肋间有响亮的连续性机器样杂音，占据整个收缩期和舒张期，伴震颤，传导广泛。分流量大时心尖部可闻及高流量舒张期杂音。肺动脉瓣区第二心音增强或亢进。周围血管征阳性；脉压增大，≥40mmHg；可见甲床毛细血管搏动；触到水冲脉；可闻及股动脉枪击音等。常见并发症为充血性心力衰竭，感染性心内膜炎，严重肺动脉高压晚期艾森门格综合征。

2. 辅助检查。

（1）X线检查。分流量小者可正常；分流量大时左心房、左心室增大；肺动脉高压时，右心室也明显增大。

（2）心电图。导管细者，心电图无改变，分流量大，左心房、左心室大；双室增大；肺动脉高压者，以右心室肥厚为主。

（3）超声心动图。对诊断极有帮助，二维超声心动图可以直接探查到未闭合的动脉导管，常选用胸骨旁肺动脉长轴观或胸骨上主动脉长轴观。脉冲多普勒在动脉导管开口处可探测到典型的收缩期与舒张期连续性湍流谱。彩色多普勒血流显像可直接见到分流的方向和大小。

3. 治疗要点。

（1）内科治疗。强心、利尿、抗感染及对症治疗。

（2）导管介入堵闭术。

1）适应证：不合并必须外科手术治疗的其他心脏畸形。年龄通常≥6个月、体重≥4kg、动脉导管最窄直径≥2.5mm。可根据大小及形状选用不同的封堵器。

2）禁忌证：依赖动脉导管未闭生存的心脏畸形，严重肺动脉高压导致右向左分流，重症感染性疾病等。

（3）外科手术结扎。手术适宜任何年龄，<1岁婴儿反复发生呼吸道感染、心力衰竭等，合并其他心脏畸形者应手术治疗。

4. 预后：动脉导管未闭的介入治疗或手术治疗效果良好，手术死亡率<1%。

（二）房间隔缺损

房间隔缺损，占小儿先天性心脏病的10%左右。男女比例为1∶2~1∶3。

1. 临床表现：房间隔缺损的临床表现随缺损的大小而不同。缺损小者，仅在体检时发现胸骨左缘第2~3肋间有收缩期杂音，婴儿和儿童期多无症状。缺损大者，由于体循环血量减少，表现为气促、乏力和影响生长发育，当哭闹、患肺炎或心力衰竭时，右心房压力可超过左心房，出现暂时性发绀。查体可见生长发育落后、消瘦，心前区较饱满，心尖冲动弥散，心浊音界扩大，胸骨左缘第2~3肋间可闻及Ⅱ~Ⅲ/Ⅵ级收缩期喷射性杂音，肺动脉瓣区第二心音增强或亢进，并呈固定分裂。

2. 辅助检查。

（1）X线检查。心外形呈现轻、中度扩大，以右心房、右心室增大为主，肺动脉段突出，肺门血管影增粗，可见肺门“舞蹈”征，肺野充血，主动脉影缩小。

（2）心电图。电轴右偏+90°～+180°，不完全性右束支传导阻滞，部分患儿尚有右心房和右心室肥大。

（3）超声心动图。M 型超声心电图可显示右心房和右心室内径增大和室间隔矛盾运动。二维超声心动图可闻及房间隔回声中断，并可显示缺损的位置和大小。多普勒彩色血流显像可观察到分流的位置、方向且能估测分流的大小。

3. 治疗要点。

（1）内科治疗。强心、利尿、抗感染、扩张血管及对症治疗。

（2）导管介入堵闭术。

1）适应证：年龄≥3 岁，直径≥4mm，不合并必需外科手术治疗的其他心脏畸形。

2）禁忌证：静脉窦型房间隔缺损，活动性感染性心内膜炎，出血性疾病，重度肺动脉高压导致右向左分流，左心房发育差等。

（3）外科治疗。原发孔型及静脉窦型房间隔缺损，一般外科手术治疗。

4. 预后：小型房间隔缺损（直径<3mm），1 岁前有可能自然关闭。儿童时期大多数可保持正常生活，常因杂音不典型而延误诊断。缺损较大时，分流量较大，分流量占体循环血量的 30%以上，不经治疗活至成年时，有可能出现肺动脉高压，一旦出现艾森门格综合征即为手术和介入治疗禁忌证。

（三）室间隔缺损

室间隔缺损是最常见的先天性心脏病，占先天性心脏病的 25%～40%，单独存在约占 25%，也可与其他心脏畸形同时存在。按缺损的部位、缺损边缘组织性质，最多见的为膜周部缺损，占 60%～70%，位于主动脉下，由膜部与之接触的三个区域（流入道、流出道或小梁肌部）延伸而成。肌部缺损，占 20%～30%，又分为窦部肌肉缺损（肌部流入道）、漏斗隔肌肉缺损（嵴上型或干下型）及肌部小梁部缺损。其临床表现与缺损的大小有关。

1. 临床表现：见表 5-2。

表 5-2　室间隔缺损临床表现

缺损程度	缺损直径（cm）	临床表现	杂音程度
小型缺损	≤0.5	生长发育基本正常	胸骨左缘第 3～4 肋间响亮粗糙的全收缩期杂音，肺动脉第二心音稍增强
中型缺损	0.5～1.0	生长发育缓慢，可见乏力、气促、多汗	左缘第 3～4 肋间可闻Ⅲ～Ⅳ级粗糙的全收缩期杂音，肺动脉第二心音增强
大型缺损	>1.0	生长发育迟缓，喂养困难，可见呼吸急促，常出现心力衰竭	左缘第 3～4 肋间可闻Ⅲ～Ⅴ/Ⅵ级全收缩期反流性杂音，伴有收缩期震颤肺动脉高压者肺动脉第二心音亢进

2. 辅助检查。

（1）X 线检查。小至中型缺损者心影大致正常，或轻度左心房、左心室增大。大型缺损者，肺纹理明显增粗增多，左心室、右心室均增大。重度肺动脉高压时，右心室增大为主，肺动脉段明显凸出，肺门血管呈“残根状”。

（2）心电图。小型室间隔缺损心电图正常。分流量大者左心房增大、左心室肥厚或双室肥厚，重度肺动脉高压时以右心室肥厚为主。流入部隔瓣下缺损者心电图改变常类似心内膜垫缺损，电轴左偏，aVF 导联主波向下及一度房室传导阻滞。

（3）超声心动图。二维超声心动图及彩色多普勒血流显像显示：室间隔连续性中断；可判定室间隔缺损的部位和缺损的直径大小；心室水平由左向右分流束（晚期肺动脉高压可出现由右向左分流）；可探测跨隔压差并计算出分流量和肺动脉压力。

3. 治疗要点。

（1）内科治疗。强心、利尿、抗感染、扩张血管及对症治疗。用抗生素控制感染，强心苷、利尿药改善心功能。对合并肺动脉高压者，应用血管扩张药，合理应用抗生素，控制肺部感染，争取手术时机。

（2）导管介入性堵闭术。

1）适应证：膜部缺损，一般年龄≥3 岁，缺损距主动脉瓣≥3mm；肌部缺损≥5mm 或术后残余分流。

2）禁忌证：活动性感染性心内膜炎，心内有赘生物、血栓，重度肺动脉高压伴双向分流者。

4. 外科治疗：小型室间隔缺损不需手术治疗，一般不影响寿命。中至大型室间隔缺损可手术治疗。

5. 预后：30%~60%膜部室缺和肌部室缺可自行关闭，多在 5 岁以前，小型缺损关闭率高。中、重型缺损者，婴儿期可反复出现呼吸道感染，形成重度肺动脉高压，逆向分流形成艾森门格综合征而危及生命。

（四）法洛四联症

法洛四联症是一种常见的发绀型先天性心脏病。占先心病的 12%~14%。本病四种病理改变为肺动脉狭窄、室间隔缺损、主动脉骑跨和右心室肥厚，其中以肺动脉狭窄为主要畸形。

1. 临床表现。

（1）发绀。主要临床表现为发绀，其程度和出现早晚与肺动脉狭窄程度有关。多于出生后 3~6 个月逐渐出现发绀。见于毛细血管丰富的部位，如唇、指（趾）、甲床、球结膜等处。因患儿长期处于缺氧状态中，可使指（趾）端毛细血管扩张增生，局部软组织和骨组织也增生性肥大，出现杵状指（趾）。因血液中血氧含量降低，活动耐力差，稍一活动，即可出现气促、发绀加重症状。

（2）蹲踞症状。法洛四联症活动后常见的症状。患儿活动后，常主动蹲踞片刻，蹲踞时下肢屈曲，体循环阻力增大，右向左分流减少。蹲踞时下腔静脉回心血量减少，体循环血氧饱和度增加，使缺氧症状暂时得到缓解。

（3）缺氧发作。婴儿期常有缺氧发作史，其机制可能为激动刺激右心室流出道的心肌使之发生痉挛和收缩，右心室流出道阻塞。临床可见患儿呼吸急促、烦躁不安、发绀加重，重者发生晕厥、抽搐、意识丧失的情况，甚至死亡。发作可持续数分钟或数小时。哭闹、排便、感染、贫血或睡眠苏醒后均可诱发。

2. 辅助检查。

（1）外周血常规。血红蛋白、红细胞计数、血细胞比容均升高。

（2）动脉血氧分压。降低，动脉血氧饱和度低于正常情况。

（3）X 线检查。心影呈靴形，肺动脉段凹陷，肺纹理减少；25%的病例合并右位主动脉弓；约 5%的病例合并永存左上腔静脉畸形。

（4）心电图。典型表现为电轴右偏，右心室肥厚，右心房肥大。

（5）超声心动图。二维超声心动图示左心室长轴切面可见主动脉内径增宽，骑跨在室间隔上，室间隔中断，可判断主动脉骑跨程度；大动脉短轴切面可见右心室流出道及肺动脉狭窄，右心室、右心房内径增大，左心室内径缩小。彩色多普勒血流显像显示收缩期以蓝色为主的血流束从右室通过室间隔部位进入左心室及主动脉内。

3. 治疗要点。

对缺氧发作的处理：①立即予以膝胸体位。②吸氧、镇静。③吗啡 0.1~0.2mg/kg，皮下或肌内注射。④β 受体阻滞药普萘洛尔每次 0.05~0.1mg/kg 加入 10%葡萄糖稀释后缓慢静脉注射，必要时 15min 后再重复 1 次。⑤纠正代谢性酸中毒，给予碳酸氢钠 1mmol/kg，缓慢静脉滴注，每 10~15min 可重复应用。

每天摄入足够水分。出现腹泻、发热时，及时补充液体。对缺氧发作频繁者，应长期口服普萘洛尔预防发作，剂量为 2~6mg/（kg · d），分 3~4 次口服。

4. 预后：本病未经治疗者，平均存活年龄 15 岁。施行根治术治疗预后较好。术后长期随访，远期生存率 80%左右，患儿心功能达Ⅰ~Ⅱ级，能从事正常活动。

三、先天性心脏病患儿的护理

1. 休息：恢复心功能的重要条件。因休息可使组织耗氧量减少、心率减慢、心脏负荷变小、心肌收缩力增强、射血增多、临床表现有所缓解。

（1）学龄前患儿。在接受治疗和护理中，依从性较差，易出现烦躁、剧烈哭闹，导致病情加重。可遵医嘱给予镇静药，避免哭闹，减轻心脏负荷，避免病情恶化。

（2）学龄儿童。能部分服从治疗和护理计划，自我控制能力差，活动量相对较大，不理解休息有利于疾病恢复的原理，护理人员须对患儿耐心讲解疾病知识，使其认识到休息的重要性，自觉遵守作息时间。

（3）青少年患儿。对疾病有部分了解，思想负担重，护理人员须做认真细致的思想工作，使患儿树立战胜疾病的信心，积极配合医疗、护理。

（4）心功能不全的重症患儿。如出现呼吸困难、心率加快、烦躁不安、肝大、水肿等症状，须立即报告医师，遵医嘱给予镇静药，须绝对卧床休息，密切观察尿量，严格记录出入量。

2. 病室环境要求。

（1）室内温度适宜，20~22℃，湿度55%~60%，空气新鲜，环境安静。

（2）根据患儿病情程度，室内备有抢救设备，如急救车、吸痰器、吸氧设备、心电监护仪等。

3. 体位要求：①无心力衰竭时，可采用舒适的任何体位，使身心处于放松环境中，利于疾病恢复。②发生心力衰竭时，可采用半坐位或坐位，使回心血量减少，减轻心脏负荷，减少心肌耗氧量，防止心力衰竭加重。

4. 注意观察病情，防止并发症的发生，观察患儿情绪、精神、面色、呼吸、脉搏、血压等。患儿突然烦躁、哭闹、呼吸加快、拒奶，或听诊数脉时发现心律失常、期前收缩、心率加快，立即报告医师，遵医嘱对症处理，详细记录病情变化。

5. 预防并发症。

（1）注意观察，防止法洛四联症患儿因活动、哭闹、便秘引起缺氧发作，一旦发生应将小儿置于膝胸卧位，吸氧，并与医师配合给予吗啡及普萘洛尔抢救治疗。

（2）法洛四联症患儿血液黏稠度高，发热、出汗、吐泻时，体液量减少，加重血液浓缩易形成血栓，因此，要注意供给充足液体，必要时可静脉输液。

（3）观察有无心率增快、呼吸困难、端坐呼吸、吐泡沫样痰、水肿、肝大等心力衰竭的表现，如出现上述表现，立即置患儿于半卧位，给予吸氧，及时与医师取得联系并按心力衰竭护理。

6. 饮食护理：心功能不全的患儿需准确记录出入量，饮食应是高蛋白、高维生素、清淡易消化的食物，对喂养困难的小儿要耐心喂养，以少量多餐为宜。注意控制水及钠盐摄入，摄入量为学龄儿童按60~70mL/（kg·d）、婴幼儿按70

~80mL/（kg·d），盐量0.5~1g/d。每日保证热量摄入。

7. 对症护理。

（1）呼吸困难的护理。呼吸频率增快，发绀明显或出现三凹征（胸骨上窝、锁骨上窝、肋间隙）时，让患儿卧床休息，抬高床头，呈半坐位或坐位，低流量氧气吸入，烦躁者遵医嘱给予镇静药。

（2）水肿的护理。①给予无盐或少盐易消化饮食。②尿少者，遵医嘱给予利尿药。③每周测量体重2次，严重水肿者，每日测体重1次。④定时翻身，预防压疮的发生，如皮肤有破损应及时处理。

（3）咳嗽的护理。抬高床头，备好吸痰器、痰瓶，必要时协助患儿排痰；详细记录痰量、性质，应送痰培养检查，咳嗽剧烈的，应遵医嘱给予止咳药物；严重肺水肿，痰稠不易咳出，超声雾化稀释痰液，协助痰液排出，保持呼吸道通畅；病情发生变化，立即配合医师抢救。

（4）注意排便通畅，防止便秘。多食含纤维素丰富的食物。若患儿3天未排便，应立即报告医师处理，遵医嘱给予缓泻药，防止发生意外。

8. 药物治疗护理。

（1）服用洋地黄药物前数脉搏1min，儿童<60次/分或>100次/分，婴儿<80次/分或>160次/分应停药，并通知医生。

（2）口服洋地黄药物时，剂量一定要准确。如为地高辛水剂药物，可用1mL针管抽取后直接口服。应避免与其他药物同时服用，如服用维生素C时，应间隔30min以上，以免影响洋地黄药物的疗效。

（3）应用利尿药物时，应熟悉利尿药物的药理作用，注意水、电解质的平衡，防止低钾引起药物的毒性反应。

（4）用药后，应观察药物的作用。如心音有力、脉搏减慢、脉搏搏动增强、呼吸平稳，口唇、指甲发绀好转等。

（5）观察中毒反应。应注意观察以下几项指标的变化：①胃肠道反应：食欲缺乏、恶心、呕吐、腹泻。②神经反应：头晕、嗜睡、黄视、复视。③心血管反应：房室传导阻滞、房性及室性期前收缩、室性心动过速、心室颤动等心律失常。

9. 预防感染：注意天气变化，及时加减衣服，避免受凉引起呼吸系统感染。

10. 健康教育：指导家长掌握先天性心脏病患儿的日常护理，建立合理的生活习惯，合理用药，预防感染和其他并发症。

第六章　老年病的护理

第一节　老年骨质疏松症

一、概述

世界卫生组织认为，骨质疏松症（osteoporosis，OP）是一种以骨量低下，骨微结构损坏，导致骨脆性增加，易发生骨折为特征的全身性骨病。OP 分为绝经后 OP（Ⅰ型）、老年 OP（Ⅱ型）和特发性 OP（包括青少年型）3 类。老年 OP 一般指老年人 70 岁后发生的骨质疏松。2003 年至 2006 年我国一次全国性大规模流行病学调查显示，50 岁以上人群以椎体和股骨颈骨密度值为基础的 OP 的总患病率：女性为 20.7%，男性为 14.4%。60 岁以上人群中 OP 的患病率明显增高，女性尤为突出。OP 的严重后果是发生骨质疏松性骨折（脆性骨折），指在受到轻微创伤或日常活动中即可发生的骨折。骨质疏松性骨折的危害很大，导致病残率和病死率增加。OP 及骨质疏松性骨折的治疗和护理，需要投入巨大的人力和物力，造成巨大的家庭、社会和经济负担。

二、护理评估

（一）健康史

应详细询问老年人有无腰痛，以及疼痛的性质，有无骨折史等，同时详细评估有无 OP 的危险因素。老年人随着年龄的增长，由于破骨细胞的吸收增加和成骨细胞功能的衰减导致骨代谢中的骨重建处于负平衡状态，从而引起 OP。此外，老年 OP 的发生还与多种因素有关：

1. 遗传因素：遗传因素决定个人峰值骨量和骨骼大小，峰值骨量越高，到老年发生 OP 的危险性就越小。家族中患本病较多者，本人患本病的危险性明显增高。不同人种的发病率也不同，白种人和黄种人患骨质疏松的危险性高于黑人。

2. 性激素：性激素在骨生成和维持骨量方面起着重要的作用。老年人随着年龄的增长，性激素功能减退，激素水平下降，骨的形成减慢，吸收加快，导致骨量下降，尤其是绝经后女性。

3. 营养：老年人由于牙齿脱落及消化功能降低，进食少，多有营养缺乏，蛋白质、钙、磷、维生素及微量元素等摄入不足，导致骨的形成减少。

4. 生活方式：体力活动是刺激骨形成的基本方式。老年人户外运动减少，缺乏阳光照射，尤其是长期卧床的老年人更易发生 OP。此外，吸烟、酗酒、蛋白质摄入过多或不足、高盐饮食、大量饮用咖啡都是 OP 的易发因素。

5. 药物因素：长期使用类固醇激素、甲状腺素、肝素等，均可影响钙的吸收，促使骨量丢失。

（二）身体状况

1. 疼痛：OP 患者早期出现的症状，最常见的症状是腰背痛，其他可有周身骨骼疼痛，负荷增加时疼痛加重或活动受限，严重时翻身、起坐及行走有困难。

2. 脊柱变形：骨质疏松严重者可有身高缩短和驼背，脊柱畸形和伸展受限。胸椎压缩性骨折会导致胸廓畸形，影响心肺功能；腰椎骨折可能会改变腹部解剖结构，导致便秘、腹痛、腹胀、食欲减低和过早饱胀感等。

3. 骨折：导致老年骨质疏松症患者活动受限、寿命缩短的最常见和最严重的并发症。老年骨质疏松症患者发生的骨折多为脆性骨折，常因轻微活动或创伤诱发，如打喷嚏、弯腰、负重、挤压或摔倒等。骨折的常见部位为胸、腰椎，髋部，桡、尺骨远端和肱骨近端。

（三）辅助检查

1. 骨密度检查：临床上采用骨密度（BMD）测量作为诊断骨质疏松，预测骨质疏松性骨折风险，监测自然病程，以及评价药物干预疗效的最佳定量指标。常用方法包括：双能 X 线吸收测定法（DXA）、外周双能 X 线吸收测定法（pDXA），以及定量计算机断层照相术（QCT）等。其中 DXA 测量值是目前国际学术界公认的骨质疏松症诊断的金标准。骨密度值（常用 T 值表示）低于同性别、同种族正常成人的骨峰值不足 1 个标准差（SD）属正常；降低 1~2.5SD 为骨量低下（或骨量减少）；降低程度等于和大于 2.5SD 可诊断为骨质疏松症。

2. 骨骼 X 线检查：X 线检查是最简单易行的检查方法，但该方法只能定性，不能定量，且不够灵敏。一般在骨量丢失 30%以上时，才能在 X 线平片上显示出骨质疏松。骨质疏松的 X 线表现为皮质变薄、骨小梁减少变细、骨密度降低、透明度加大，晚期出现骨变形及骨折。

3. 生化检查：骨形成标志物和骨吸收标志物的测定，可作为诊断 OP 的参考。国际骨质疏松基金会（IOF）推荐的骨形成标志物中 1 型原胶原 N-端前肽

(PINP) 和骨吸收标志物中血清Ⅰ型胶原交联 C-末端肽（CTX-Ⅰ）的敏感性相对较好。

(四) 心理-社会状况

疼痛、脊柱变形或骨折常给老年人带来心理和躯体上的压力，从而产生担忧、焦虑、抑郁等负面情绪。OP 及相关并发症的治疗和较长的护理周期给老年人的家庭及社会带来沉重的负担。老年人还会因身体活动不便或担心骨折而减少或拒绝锻炼，不利于身体功能的改善。

三、治疗要点

骨质疏松的预防比治疗更重要，应积极避免和及时处理各种危险因素。对于老年人，应合理膳食，摄入足够的维生素 D 和钙，少饮酒和咖啡，不吸烟，不滥服镇静药，适量运动，加强保护意识，预防骨质疏松和骨折。药物治疗包括使用钙剂和维生素 D，剂量不宜过大或过小。绝经后女性如无禁忌证，可用少量雌激素替代治疗 5~10 年。不适用雌激素替代治疗的患者或男性原发性骨质疏松症可用双膦酸盐或降钙素，此两类药物可抑制骨吸收，减慢骨丢失，并有镇痛、增进活动的功能。

四、主要的护理问题

1. 慢性疼痛：与骨质疏松、骨折及肌肉疲劳、痉挛有关。
2. 躯体活动障碍：与骨痛、骨折引起的活动受限有关。
3. 潜在并发症：骨折。
4. 营养失调：低于机体需要量，与钙的摄入不足、激素水平改变、不良饮食习惯等有关。
5. 自我形象改变：与椎体骨折引起的身长缩短或驼背有关。
6. 知识缺乏：缺乏疾病的有关知识。

五、护理措施

(一) 一般护理

1. 环境及安全：老年人因生理性老化，视力、听力减退，平衡功能差，自我保护应变能力减退，加之骨骼脆性增加，常易造成跌倒而致骨折。因此，为老年人提供安全的生活环境很重要。如家具、室内物品要合理摆放，容易取放；座椅高度不宜太低，沙发不宜过度松软、凹陷；使用坐厕而不用蹲厕；穿舒适、耐磨、防滑的鞋，必要时使用辅助器具等。

2. 休息与活动：嘱老年人多晒太阳，适当运动，促进机体钙、磷的吸收。

教导颈、腰椎退行性变的患者，在使用支架、颈托、腰围及其他骨科器械的情况下适当运动。对于骨折需卧床休息的患者，协助其维持关节的功能位，鼓励床上活动及训练关节，训练肌肉等长、等张收缩，严防关节、肌肉的功能失用。

3. 饮食：①钙及维生素 D：对于老年 OP 患者，应补充足够的钙，尤其是老年人应进食富含钙和维生素 D 的食物，才能平衡体内钙的代谢。②蛋白质与维生素 C：研究表明，进食高蛋白和富含维生素 C 的食物可有效增加机体钙的吸收，而体内蛋白质或维生素 C 缺乏均会影响骨骼的生长发育，导致 OP；但应控制蛋白质的摄入量，因为蛋白质摄入过少或过多都会增加骨钙的流失。大豆蛋白可减少骨吸收，增加其摄入量对预防 OP 有利。因此，护理人员应向患者推荐富含蛋白质（鱼、虾、奶制品、豆类等）和维生素 C（蔬菜、水果）的饮食，保证患者每天摄入优质蛋白的含量在 0.92g/kg，维生素 C 的含量为 300mg。③均衡饮食：老年 OP 患者，饮食要适量，营养要均衡，避免暴饮、暴食。注意不宜多吃糖，否则会影响钙质吸收，导致 OP。要多吃新鲜的蔬菜水果，其所含的钾、镁、铁、维生素 C、维生素 A 等有利于提高骨量。但是菠菜、竹笋和茭白等含草酸量高，在烹饪时宜先在开水中焯一下，使部分草酸溶解于水而降低草酸的含量，避免降低钙的吸收。高盐饮食是 OP 的高危因素，食盐摄入过多会促进尿钙排泄，食盐摄入量平均应低于 5g/d。④此外，还应戒烟、限酒、限咖啡及浓茶。

（二）用药护理

1. 钙剂：使用钙剂时应注意：①增加饮水量，以增加尿量，减少泌尿系统结石的形成。②空腹服用，同时服用维生素 D，利于钙剂的充分吸收。③避免同时进食如菠菜、竹笋和茭白等含草酸高的食物，以免形成钙螯合剂而减少钙的吸收。

2. 双膦酸盐类药物：此类药物宜晨起空腹服用，用 200~300mL 温开水将药物完整服下，不能咀嚼；服药时取立位或坐位，避免平卧，以减轻药物对食管的刺激；服药后半小时内不能进食或喝饮料；一旦出现咽下困难、吞咽痛或胸骨后疼痛，应警惕发生食管炎、食管溃疡和食管糜烂等，应立即停药，并及时通知医生。

3. 降钙素：使用时若观察到有食欲减退、恶心、颜面潮红等症状，应及时通知医生，必要时调整药物剂量。

4. 雌激素：雌激素应在医生的指导下服用，使用剂量要准确，宜与钙剂、维生素 D 同时使用，以达到更好的效果。雌激素服用期间嘱患者至少每 3~6 月做妇科检查和乳腺检查 1 次；每半年测量骨密度 1 次；每 3~6 月做阴道 B 超检查 1 次，观察子宫内膜厚度的变化，如子宫内膜>5mm，应加用孕激素；反复阴道出血者宜减量或停药；肝功能不良者应慎用。

5. 慎用诱发或加重 OP 的药物：如糖皮质激素、利尿剂、抗癫痫药、甲状旁腺素等，这些药物可直接或间接影响维生素 D 的活化，加快钙盐的排泄，妨碍钙盐在骨内沉积。OP 患者禁止使用上述药物，如因疾病需要，必须在医生的指导下用药。

（三）病情观察

密切观察患者骨、关节疼痛的部位、性质、持续时间，疼痛是否放射，疼痛与活动的关系，疼痛加重的诱因或缓解的方式，观察药物的作用及不良反应。

（四）疼痛护理

症状较轻者可予以轻柔按摩或热敷，较重者应适当限制活动，避免长时间坐立及肢体负重，必要时卧床休息。对于卧床患者，应卧于加薄垫的木板或硬棕床上，仰卧时头不可过高，在腰下垫一薄枕，在膝关节下垫软枕，保持患者膝关节于功能位。疼痛剧烈不能忍受者，可口服镇痛药。骨折者应通过牵引或手术方法最终缓解疼痛。

（五）心理护理

经常与患者交谈，鼓励其表达内心的感受；明确患者忧虑的根源，有效调节患者的情绪，使其适应自我形象的改变。向患者宣传 OP 的预防及护理常识，使患者树立战胜疾病的信心，以减轻身心负担。

（六）康复锻炼

1. 运动锻炼：①负重的有氧运动：此类活动较舒缓，可以锻炼下肢及脊柱下部的骨骼，减少骨骼矿物质的流失，十分适合老年患者，阳光下进行更佳，包括散步、慢跑、跳舞、爬楼梯等。②力量训练（包括器械训练）：可以增强上臂和脊柱力量，减慢 OP 的进展，如游泳等。③柔韧性训练：能增加关节活动度，有助于身体平衡，增加耐力和肌力，还可以舒缓精神压力，保持愉快心情，如瑜伽、太极拳等。伸展运动应在肌肉充分活动后缓慢、温和地进行，应避免过度弯腰，以免发生压缩性骨折。

2. 骨科辅助用具的使用：如背架、腰部保护带、颈托等可以限制脊椎的活动度并给予支持，从而减轻疼痛。

3. 物理疗法：①湿热敷：可以促进血液循环，减轻肌肉痉挛，缓解疼痛。②推拿按摩：可舒缓僵直的肌肉而止痛。③其他：如超短波、微波，低频、中频电疗法，磁疗法和激光均可以达到消炎止痛的效果。

六、健康教育

1. 疾病知识指导：通过不同的方式，如书籍、图片、健康处方、影像资料等，向老年人讲解骨质疏松发生的危险因素、表现、辅助检查结果及治疗方法。

2. 日常生活指导：每日适当运动和户外日光照晒，注意环境安全，防止跌倒，避免过度用力，必要时通过辅助工具协助完成各种活动。

3. 饮食指导：为老年人制订每日饮食计划单，教会老年人各种营养素的合理搭配，尤其应多摄入富含钙和维生素 D 的食物。

4. 用药指导：指导老年人务必遵医嘱服药，向老年人讲解各类药物的作用、使用方法及疗程，教会其观察药物的不良反应，出现不良反应时能及时告知医护人员。

七、护理评价

患者疼痛是否减轻或消失，每日能否合理地进食和用药，躯体功能是否有所改善，有无骨折等并发症发生，情绪是否稳定。

八、特色中医治疗及护理

本病属中医“骨痹”“骨痿”“腰痛”“骨折”等范畴。老年骨质疏松症的病位在骨，与肾精不足密切相关。其病机主要为肾精不足、气血两虚、寒湿凝滞、瘀血阻络。本病治疗以补肾填精、益气补血、强筋壮骨为主要治法。

（一）常用中成药

可根据证候选用河车大造丸、健步虎潜丸、左归丸、右归丸、人参养荣丸等。

（二）针灸推拿

1. 体针：肾精不足者，选取肾俞、太溪；脾肾阳虚者，取中脘、气海、命门；肝肾阴虚者，取肾俞、照海、三阴交等。以上均施以补法。血瘀气滞者，取气海、足三里、三阴交等，施以泻法。腰背痛甚者，加刺委中、腰阳关。

2. 耳针：选取神门、交感、肝俞、肾俞、卵巢、肾上腺、内分泌等。

3. 灸法：取关元、气海、脾俞、肾俞、三阴交、足三里，每穴施灸 5~7 分钟，每日 1 次，10 日为 1 个疗程。

4. 按摩：患者宜平立，以两手自摩肾俞、命门穴，每日 1 次。

（三）外治

取防风、威灵仙、川乌、草乌、透骨草、续断、狗脊各 100g，红花、川椒各 60g，将诸药粉碎成细末，每次用量 50~100g，用醋调成稀面状，放入纱布袋中，置患处皮肤上，并将热水袋放在药袋上热敷 30 分钟，每日 1~2 次。适用于因骨质疏松导致的疼痛。

第二节　骨性关节炎

一、概述

骨性关节炎（osteoarthritis，OA）是一种以关节软骨的变性、破坏及骨质增生为特征的慢性非炎症性关节病，老年期多为退行性改变，又称老年性关节炎、退行性骨关节炎等。此病好发于膝关节、髋关节、脊柱关节、颈椎及手指间关节，主要以承重关节和多活动的关节明显，如膝骨性关节炎在老年人群中最为常见，易致关节功能障碍，对老年人的日常生活影响较大。60 岁以上人群中，50%的人群在 X 线片上有骨性关节炎的表现，其中 35%～50%有临床表现；75 岁以上人群中 80%有骨性关节炎症状。因此应早发现、早诊断、早治疗，以提高老年期生活和生存的质量。

二、病因

本病临床上分为两类：原发性骨关节炎和继发性骨关节炎。两者之间病理、症状和治疗虽然相同，但发病年龄、好发部位、发病机制却不尽一样。本节重点介绍最常见的原发性骨关节炎。

原发性骨关节炎多见于老年人，是一种老年人骨关节生理性的退行性变的表现。病因尚不清楚，其发生往往受体质的影响，被认为与年龄及肥胖有密切关系，如体重超重的老年人下肢承重关节特别是膝关节易得此病。老年性关节组织变化，再加上长期的慢性创伤，使关节过多地承重和牵拉是本病重要的发病因素。

三、护理评估

（一）健康史

询问老年人关节不适发生的时间，疼痛的频率、性质、发作或持续时间，有无伴随关节肿胀和活动障碍，有无诱发因素；既往有无关节受伤史，是否使用特殊药物如糖皮质激素等；既往是否有疾病如痛风、类风湿关节炎等；老年人及家属对待该疾病的态度。

（二）身体状况

1. 主要症状：关节疼痛和僵硬是 OA 的主要症状。疼痛多出现在负重关节如膝关节、髋关节等；关节痛与活动有关，活动过多、劳累、外伤时疼痛会加剧，休息后疼痛就会逐渐缓解，但病情严重者即使在休息时都有关节疼痛。受累关节往往除压痛外还伴有骨性肥大、骨性摩擦音，严重时有畸形、活动障碍，以致生活不能自理。

2. 主要体征：患者关节活动受限、肿胀、骨摩擦音、关节腔积液、髋关节 Thomas 征阳性等。

（三）辅助检查

1. X 线：可见受累关节间隙狭窄，软骨下骨反应增生及囊性变，关节边缘有骨赘形成，关节内出现游离骨片。

2. MRI：可以早期发现软骨病变，以及半月板和韧带等的结构变化。

（四）心理–社会状况

骨性关节炎引起的疼痛、关节活动受限、畸形等会降低舒适度，影响老年人的日常生活质量；因关节活动受限，老年人会减少社交活动；因关节畸形，老年人会产生自卑心理。长此以往，老年人会失去治疗信心，悲观失望，从而出现心理疾病。

四、治疗要点

减少关节的负重和大幅度活动，对患病关节要保护，以延缓病变的进程。急性发作疼痛严重时应休息，可用皮肤牵引或石膏固定，以利炎症消退，减轻疼痛，防止关节挛缩畸形。理疗可减轻疼痛，缓解肌肉痉挛。药物治疗一般采用非甾体类消炎镇痛药。该药物具有消炎镇痛作用，但不能制止病理过程的发展。晚期伴有持续性疼痛，进行性畸形或严重功能障碍者，应考虑手术治疗。

五、主要护理问题

1. 疼痛：与关节退行性变引起的关节骨质的病理改变有关。
2. 肢体活动障碍：与关节疼痛、变形有关。
3. 自理能力降低：与关节活动受限、关节病理改变所致的疼痛等有关。

六、护理目标

治疗与护理的总目标：老年患者能叙述该病的预防保健知识；老年患者能正确认识该疾病；老年患者能采取减轻关节疼痛的应对措施；老年患者能进行自我康复锻炼，改善关节功能；老年患者能独立自理生活；老年患者及家属对本病的远期预后有心理准备，能积极面对生活。

七、护理措施

治疗与护理的原则是减轻或消除疼痛，控制症状，改善关节功能，延缓病情发展，减少致残。

（一）一般护理

注意休息，适度活动和锻炼，防止受累关节过度负重和运动，减少对关节的伤害，必要时辅以拐杖、支具等以减缓对承重关节的磨损；减轻体重也是一种保护受累关节，减缓受累关节压迫的方法；季节性保暖，穿长裤也是对受累关节的保护；慢节奏的活动如散步、游泳等也是对关节的保护措施；高蛋白、高钙、富含维生素C和维生素D的食品可以促进蛋白质和钙质的吸收利用，预防骨质疏松，对关节有促进作用。

（二）病情观察

1. 关节疼痛情况：有无间断性、持续性、伴随症状，活动后有无缓解。

2. 关节肿胀情况：肿胀程度，是否影响活动，有无局部皮肤发红，体温是否升高，是否判断为骨关节炎，关节腔有无积液等。

3. 关节僵硬程度：活动后有无缓解，是否影响日常生活；有无关节活动摩擦音，摩擦音对患者有无影响，声音大小及发生摩擦音时关节活动有无不适感；有无关节畸形，对自理能力有无影响。

（三）治疗配合

可分为非药物治疗配合、药物治疗配合和手术治疗配合等。

1. 非药物治疗配合：①健康教育：指导患者正确认识骨性关节炎，进行适当的功能锻炼，并减轻关节的负荷，包括使用手杖，减轻体重。②关节功能训练：配合主动和被动的关节运动训练，可增强肌力，促进血液循环，增加关节活动度。膝关节骨性关节炎患者常出现股四头肌肌力减弱，膝关节的稳定性受到影响，正常肌肉所应有的缓冲能力降低，因此，加强股四头肌肌力的训练和有氧训练对骨关节炎患者是有益的。③下肢皮牵引：适用于下肢存在不同程度的屈曲挛缩及膝关节不能完全伸直者。一侧1次5kg，2次/天，30分钟/次，一周后视病情改变调整方案。④辅助工具的使用：必要时可以选择拐杖或支具辅助活动，以减轻对关节的压迫和纠正不良姿势对关节功能的影响。⑤其他：如关节保护，日常生活的辅助设施等。

欧美国家中多数患者通过以上治疗可以从很大程度上减轻症状，甚至恢复正常生活和工作。我国在这一领域的投入和医务人员的观念还比较薄弱，今后加强这项工作的力度是各级医疗卫生单位应该重视的。

关节功能训练的常用方法：

（1）主动功能锻炼。①仰卧位，绷腿（静力性收缩股四头肌 10~30 秒，然后放松 10~30 秒，15 次为一组）3~5 组/日。②仰卧位，直腿抬高动作（交替举高伸直的腿保持 10~30 秒，放松 10~30 秒，15 次为一组）3~5 组/日，足跟离床 15cm。③仰卧位，提臀（屈双膝约 45°，提起臀部保持 10~30 秒，放松 10~30 秒，15 次为一组）3~5 组/日。④侧卧，外展患腿保持 10~30 秒，放松 10~30 秒，重复 1 5 次；踝关节趾屈和背屈各 30 次，踝关节向外向内转各 3 次。各 10 组/日。⑤坐位，将枕头或球放在两腿之间，用力夹紧保持 10~30 秒，放松 10~30 秒，重复 15 次，3 组/日。⑥坐位，小腿胫前负重抬腿，负重物 1~5kg，抬高至可以承受的高度，保持 5~10 秒以上，放松 10 秒，重复 10~15 次，2~3 次/日。老年人根据具体项目和自身实际情况从每日 3 组开始练习，逐渐增加至可耐受的频次。

（2）被动功能锻炼。①膝关节锻炼：不负重屈伸练习，可选择在膝关节功能训练器（CPM 器）上或骑自行车进行，每次 30 分钟，每日 2 次。做运动时根据不同情况增减运动量。②肩关节锻炼：每日练习外展、前屈、内旋等活动。③腕关节锻炼：主要锻炼腕关节的背伸、掌屈、桡偏屈、尺偏屈。

2. 药物治疗配合：用药期间应加强临床观察及指导，及时向医生反馈用药效果，同时配合关节活动度的观察及康复训练。

3. 手术治疗配合：注意手术前中后的护理，特别要注意防止因术后卧床引发的并发症（如下肢深静脉血栓形成、坠积性肺炎、压疮、肌肉挛缩等）的发生。

（四）心理护理

鼓励患有骨性关节炎的老年人在康复师的指导下加强自我锻炼，增强关节周围肌肉群的力量，减轻对关节面的压迫，必要时辅以理疗和药物治疗，减轻疼痛，增强舒适感。引导老年人保持乐观豁达的心态，鼓励老年人尽量参加一些力所能及的活动，增加交流机会，改善生活质量。帮助老年人正确认识骨关节的退行性改变和畸形，并调整心态，控制情绪，增强自信心。

八、健康教育

1. 疾病相关知识指导：用通俗易懂的语言讲解引起骨性关节炎的原因、临床表现、应对措施、自我锻炼的方法和注意事项。

2. 关节保护指导：注意关节保暖，预防受寒受凉，使用护膝、护腕、护颈。减轻体重，少负重，适当使用工具如把手、手杖、护膝、步行器、楔形鞋垫（膝内翻或外翻者）或其他辅助装置，减轻受累关节的负荷。注意活动时对关节的保护，体位转动及受力要符合节力和保护原则，如先活动大关节再活动小关节，需用大关节的绝不图方便用小关节，能蹲的不用弯腰代替。不宜高枕，枕头厚度尽量不超过15cm。多做关节热疗，保暖又促进血液循环。改善关节营养。避免诱发疼痛的动作，如爬山，长时间站、坐、跪、蹲和剧烈跑步等。

3. 关节活动指导：教会患者正确进行各关节运动锻炼的方法。①颈部放松锻炼体操，如仰头、侧偏头、环绕转头等动作。活动要求：动作宜慢，尽量做到力所能及的位置，再做下一个动作，既放松又不伤害颈部。②肩部大关节抬高、内收、外展、环绕等锻炼肩部肌肉群和关节活动度。弯腰活动不可过度，防损伤腰肌和脊柱，对有椎间盘突出和重度骨质疏松的老年人应尽量少做弯腰动作。③髋、膝、踝、腕部的锻炼应根据个体情况有针对性地选择锻炼方式，不可过劳。选择适当的鞋，老年人最好穿松软带后跟的鞋，鞋后跟高度以高出鞋底前掌2cm左右为宜，老年人的鞋底还要稍大一些，必须有防滑波纹，以免摔倒。

4. 用药指导：为老年人制订特定的用药指导说明，告知服药注意事项和不良反应的观察，监测记录服药后的效果。药物标记明显，方便取用，防漏服药。对于痴呆老年人，务必教会照顾者安全照护老年人的方法和技巧，安全服药。

5. 饮食指导：为老年人推荐低脂、高蛋白、高钙、富含维生素的食谱。延迟老年期退行性骨关节炎的发生，增强老年人的自理能力，提高生活质量。

6. 心理健康指导：指导患者保持乐观情绪，以积极的态度对待预后。通过案例引导的方法鼓励老年人增强关节功能锻炼，采取保护骨关节的措施，促进良好预后。

九、护理评价

患者能否正确叙述骨关节炎的防治措施，能否独立或在辅助下进行骨关节功能锻炼，骨关节疼痛是否减轻，生活自理能力是否有所增强，能否主动进行社交活动。

十、特色中医治疗及护理

本病属于痹证范围中的“骨痹”“肾痹”“骨痿”。老年人肾精亏虚或气血不足，致络脉空虚，风寒湿气外袭，久则痰浊、瘀血凝滞、骨节发病。其主要病机为肝肾阴虚、气血不足、劳损过度、跌仆损伤、外邪侵袭，以行气活血、扶正固本、标本兼顾为本病的主要治则。

（一）常用中成药

可根据证候选用独活寄生丸、小活络丸、尪痹颗粒等。

（二）针灸

1. 体针：以痛点及局部穴位为主。如下肢取环跳、秩边、髀关、犊鼻、膝阳关、梁丘、足三里、委中、膝眼、鹤顶、解溪、昆仑、丘墟、中封等，上肢取肩贞、天宗、巨骨、外关、肩井、曲池、手三里、小海、阳溪、阳池、阳谷、腕骨等。

2. 艾灸：局部取穴，直接将艾条套在针柄上点燃，或隔姜片灸，亦可在局部拔火罐。

3. 皮肤针：梅花针扣刺阿是穴、腘窝处，加火罐吸拔 5 分钟，拔出少量瘀血为佳。10 次 1 疗程。主要适用于膝关节病变。

4. 药膳：①千金拔狗脊炖猪尾。千金拔 30g，狗脊 30g，猪尾 1 条，饮汤食肉。可强筋壮骨。②狗骨薏米汤。狗胫骨 200g，杜仲 15g，薏米仁 200g，肉苁蓉 15g，炖烂喝汤。可壮骨除湿。

第三节 功能性肠病

一、功能性消化不良

（一）概述

功能性消化不良（functional dyspepsia，FD）是指持续或间歇性上腹部中心部位的疼痛、不适、腹胀、反酸、嗳气、恶心、呕吐等症状且不能用器质性疾病或解剖结构的改变来解释的一系列症候群。流行病学调查显示，FD 占消化不良患者的 30%~50%，占消化专科门诊的 30%~40%。依据 FD 患者对症状的主诉将其分为溃疡样型、运动障碍样型、非特异型、反流样型等。老年患者中以运动障碍样型多见。FD 的发病机制至今尚未彻底阐明，可能包括多种发病机制，普遍认为 FD 的病因与发病机制与下列因素有关。

1. 胃肠动力异常：大量的临床研究表明，FD 的病理生理机制可能与胃动力障碍、胃感觉异常、胃电节律紊乱等胃源性因素关系密切。胃动力障碍的病理生理改变可能是 FD 发病的主要机制。老年患者中 50% 有胃排空障碍，亦多见结肠及小肠功能紊乱。

2. 胃肠感觉异常：50% 的 FD 患者较少的进餐量即可产生上腹部不适和疼痛，可能是内脏感觉的敏感性增高所致，普遍认为主要是中枢机制引起了内脏感觉的高敏感性。

3. 胃肠激素水平低：胃肠激素对消化道运动有显著影响，胃动素、促胃泌素等能引起胃电节律加快，从而增强胃窦的收缩，促进胃排空。大量资料显示，FD 患者空腹和餐后血浆胃动素低于正常人水平。

4. 幽门螺杆菌（HP）感染：HP 产生的尿素酶可水解胃内的尿素，在正常体温下每天可产生一定量的 CO_2，参与腹胀、嗳气的形成。

5. 其他因素：FD 的发病与年龄、心理障碍和神经异常、环境因素等也有一定的关系。

（二）护理评估

了解患者的起病时间、原因或诱因、病程长短；有无嗳气、恶心、呕吐等症状，伴或不伴腹胀、腹痛；腹痛的部位、性质、规律及持续时间；患者的全身营养状况、精神状况、神志、生命体征等状况。

（三）护理要点及措施

1. 一般护理：注意休息，规律作息，避免精神紧张，嘱患者按时足量用药。

2. 心理护理：功能性消化不良一般病程较长，尤其是老年人，随着年龄的日渐增高，除本病之外的其他疾病还会不断伴随而生，因此，他们的心理压力往往比年轻患者要大得多。护理人员应有针对性地向患者介绍有关本病的医学知识，使患者对本病有一个大概的了解，知道其治疗预后情况，从而消除思想顾虑，全身心地配合治疗和护理。

及时评估患者的生理、心理反应及身心防卫和应对能力，找出护理问题，制定相应的护理计划，通过心理护理使患者避免精神紧张，消除焦虑情绪，减少对自身病情的关注，促进患者康复。针对性地进行心理治疗和护理，包括支持性心理治疗、个别心理治疗、患者互助治疗、社会与家庭支持性心理治疗、认知治疗、暗示疗法和放松训练等。

3. 饮食护理：功能性消化不良对饮食要求比较严格，其重要性有时甚至胜过药物治疗，特别是老年 FD 患者，合理的饮食调养，常可收到事半功倍之效。一般来说，本病应以清淡、易消化、富有营养的食物为主。劝导患者改变不良的饮食习惯，注意生活规律，饮食要合理，定时定量，少食刺激性强、生冷及油腻食物，戒除烟酒，不暴饮暴食。积极补充维生素和蔬菜、水果，坚持围绕疾病调整饮食，制定适宜的食谱。对于老年 FD 伴便秘患者，饮食中要有适量的纤维素，每天进食一定量的蔬菜与水果，适当食用些粗粮，配合腹部按摩，加强通便作用。

4. 用药护理：功能性消化不良属多病因的复杂性疾病，临床治疗方法多样，加之老年患者多伴有其他系统的疾病，用药往往非常繁杂，因此，务必告诫患者谨慎用药。胃肠动力药及胃黏膜保护药应餐前服用；对胃肠功能有损害但又必须使用的药物，应饭后服用，以减少对胃黏膜的不良刺激。用中药治疗时可在煎剂中加入姜、枣等物，以暖胃护脾，并应浓煎少量多次服用，以减轻胃肠负担。服药期间，严禁进食辛辣、海腥、油炸之物。另要做好长期服药的准备，按时足量用药。

（四）健康教育

1. 健康教育：对患者进行与疾病相关的健康知识宣讲，对病程长、经多次住院或门诊治疗效果不佳者，讲解功能性消化不良的发病原因。

2. 疾病指导：让患者在充分知情并认可各项检查结果均正常的前提下，加强理解沟通，启发患者对疾病的主动认知及积极配合，解除其对疾病的顾虑、恐惧等不良心理应激。

3. 加强腹式呼吸：对于因生理因素引起的消化功能不良患者，指导患者进行腹式呼吸，每天锻炼3~4次，每次10~15min。加强腹式呼吸可增加肺通气量，促进肺循环，使血液中的含氧量明显增加，改善全身各系统的功能。同时，膈肌和腹肌起落运动增强，对五脏六腑起到按摩和被动牵拉运动的作用，从而促进胃肠蠕动和消化腺的分泌，对促进食物的消化和吸收，改善功能性消化不良的各种症状具有一定的治疗作用。

4. 锻炼腹肌：对于各年龄段不同生活、饮食习惯导致的功能性消化不良，可指导患者做增加腹肌张力的运动（禁忌证除外），即每天收缩腹肌数次；或使脚后跟着地，膝部轻度弯曲，保持半坐位的姿势；仰卧时抬起下肢，但要保持膝部伸直。

5. 调节饮食：由于饮食不合理而致的功能性消化不良，最关键的是调节饮食，如腹胀时不食产气食物如豆类、洋葱、红薯等，便秘时尽可能进食高纤维食物，如蔬菜、水果等。

6. 改变生活方式，创造良好的生活环境：指导患者适当参加活动，缓解抑郁、焦虑情绪，保持乐观及稳定的情绪。对卧床休息的患者，对其床上的饮食起居要提供便利条件。

二、肠易激综合征

（一）概述

肠易激综合征（irritable bowel syndrome，IBS）指的是一组包括腹痛、腹胀、排便习惯改变和大便性状异常、黏液便等表现的临床综合征，持续存在或反复发作，经检查排除可以引起这些症状的器质性疾病，常与其他功能性肠病的症状重叠。根据临床特点可分为腹泻型、便秘型、腹泻便秘交替型以及胀气型。老年肠易激综合征患者通常有长期的肠功能紊乱史，某些人始于儿童期或青春期。肠易激综合征的确切病因不清，但公认与以下因素有关。

1. 精神、神经因素：研究认为，本病症状发作或加重均与情绪紧张有关，焦虑、抑郁、激动、恐惧等情绪不安因素刺激机体，影响了自主神经功能，从而引起结肠和小肠的运动功能改变及分泌功能失调。老年人常见的精神刺激有家庭不和、恐癌、配偶病故等。

2. 遗传因素：肠易激综合征有明显的家族聚集倾向。国外33%的患者有家族史，国内与此接近，而且同一家族中肠易激综合征患者的临床表现雷同。

3. 感染因素：约1/4肠易激综合征患者的症状起自胃肠炎、痢疾或其他直接影响胃肠功能的疾病。研究认为各种细菌、病毒感染可引起肠黏膜下巨细胞或者其他炎性细胞释放细胞因子，引起肠道功能紊乱而发生肠易激综合征。

4. 饮食因素：多数肠易激综合征患者症状的出现与进食的种类、性状有关，如富含纤维素的食物、生冷食物、高脂高蛋白食物、海鲜类食物、酒类饮品等，肠易激综合征患者对这些食物的不耐受可能是发病机制之一。

5. 药物因素：已知一些抗生素、麻醉药、抗酸药等有诱发肠易激综合征的作用。研究发现，这些药物通过影响胃肠道平滑肌的兴奋性和肠道的内分泌引发症状。

（二）护理评估

了解患者的起病时间、原因或诱因、病程长短；大便的性状、次数和量；有无腹痛、里急后重、恶心、呕吐或发热等伴随症状；患者的全身营养状况、精神状况、神志、生命体征、尿量、皮肤弹性等；肛周皮肤情况。

（三）护理要点及措施

1. 一般护理：注意休息和腹部保暖，嘱患者定时按量服药，但药物主要是对症处理，对治疗疾病无作用，因此，如无必要，可不使用药物治疗。

2. 心理护理：多数患者由于工作、家庭、生活等因素引起长期而过度的精神紧张，因此对他们应该给予更多的关怀，自入院始尽可能提供方便，使他们对新的环境产生信任感和归属感。在明确诊断后更要耐心细致地给患者讲解病情，使其对所患疾病有深刻的认识，避免对疾病产生恐惧，消除紧张情绪，耐心细致地讲解，也会使患者产生信任感和依赖感，有利于病情缓解。

3. 饮食护理：肠易激综合征不论哪种类型都或多或少与饮食有关。腹泻型患者应避免进食冷、辛辣等刺激性食物，减少煎、炸食物；避免含有大量不易吸收的碳水化合物的食物，包括脂肪、小麦及含麸质食物如面包、面条及其他面粉制品、苹果、梨子、李子、玉米、燕麦、马铃薯等；避免饮碳酸饮料；控制海鲜、甜牛奶等有可能导致腹泻的食物摄入，少量多餐。在急性腹泻期间，有时需要短暂禁食，以使肠道得以休息，但必须补大量的水分。对于便秘型患者，饮食中必须有适量的纤维素，每天要进食一定量的蔬菜与水果；主食不要过于精细，要适当进食粗粮；晨起空腹饮一杯淡盐水或蜂蜜水，配合腹部按摩或转腰，让水在肠胃振动，加强通便作用。

4. 腹泻护理：观察腹泻患者大便的次数、性状、量、气味、有无黏液及脓血。必要时按医嘱予止泻的药物抑制肠蠕动，延长肠内容物停留时间，促进小肠对胆盐、水分的吸收。腹泻患者要注意卧床休息，以减少体力消耗和肠蠕动次数。另外要注意患者的腹部保温，受凉会使病情加重。做好肛周皮肤的护理，每次便后嘱患者用软纸轻拭并用温水清洗，条件允许可坐浴。行缩肛运动，促进肛周血供。肛周局部涂以无菌凡士林或其他无菌油膏，以保护皮肤。

5. 便秘护理：嘱便秘患者每天锻炼腹肌，引发便意。养成定时排便的习惯，防止大便堆积，每次排便时间不宜过长，不可过于用力。必要时予缓泻药，如开塞露等。

6. 中药保留灌肠：灌肠用中药药方为柴胡、白芍、炙甘草；腹痛者加延胡索；腹泻者加五倍子；黏液便者加黄连；便秘者加大黄。先做好解释工作，使患者了解中药灌肠具有清热解毒、软坚散结、解痉镇痛等作用，另外灌肠可促进排出大便、细菌和毒素，能清洁肠道，减少肠内容物非正常分解与发酵，减少气体产生，有效减轻腹胀。灌肠时，协助患者取左侧卧位，药液温度调至38~40℃，药液量100~200mL，抬高臀部10cm，插入肛管15~20cm，灌入时液面距肛门不超过30cm，用时15~20min缓慢灌入，灌入后嘱患者先屈膝仰卧，抬高臀部10~15min后取出臀下小枕，再嘱其静卧休息1h以上。

（四）健康教育

1. 指导患者适当参加文体活动，缓解精神紧张和疲劳，积极锻炼身体，增强体质，预防疾病，选择既能长期坚持又有益于身体的有氧运动，如快走、慢跑、游泳等。每周运动3~5次，运动量因人而异，以不出现疲劳为宜。

2. 告知患者应保证足够的睡眠，规律的作息时间，睡前温水泡脚，不饮咖啡、浓茶等兴奋性饮料，避免从事令人兴奋的活动。

3. 告知患者对可疑不耐受的食物，如虾、蟹、牛奶、花生等尽量不食，辛辣、冰冻、油腻、生冷食物及烟酒要禁忌。同时避免泻药及理化因素对肠道的刺激。饮食定量，不过饥、过饱，养成良好的生活习惯。

4. 嘱患者避免精神刺激，解除紧张情绪，经常保持乐观豁达及稳定的情绪，以应对各种应激情况。

5. 指导患者经常做腹部按摩，以增强肠道运动功能和免疫功能。

第四节 老年胃肠道肿瘤

一、胃癌

（一）概述

胃癌是指来源于胃黏膜的恶性肿瘤，其发病在不同年龄、各国家地区和种族间有较大差异。男性胃癌发病率和死亡率均高于女性，男女之比为2 ：1，发病年龄以中老年居多，55~70 岁属高发年龄段。早期胃癌多无症状或仅有轻微症状。当临床症状明显时，病变已属晚期。其发病与遗传因素、性别因素、年龄因素、幽门螺杆菌感染、食物、血型、癌前期变化有关。

（二）护理评估

评估患者有无生命体征异常；有无食欲下降、体重减轻、乏力、便血、呕血等症状；有无恶病质；患者腹部疼痛的时间、部位、性质、节律性、与进食的关系；腹部是否扪及包块，包块的大小、部位、活动度等。

（三）护理要点及措施

1. 病情和体力允许时可适量活动，以增加机体抵抗力：有疼痛或出血时卧床休息，保持病房安静，温湿度适宜。

2. 口腔护理：呕血时加强口腔护理，及时清理口腔，保持口腔清洁。

3. 饮食护理：①让患者了解充足的营养支持对机体恢复有重要作用，对能进食者鼓励其尽可能进食易消化、高热量、高蛋白、营养丰富的流质或半流质饮食。②静脉营养支持：对有吞咽困难者，中晚期患者应按医嘱静脉输注高营养物质，以维持机体代谢需要。③营养监测：每周测量体重，监测人血白蛋白和血红蛋白等营养指标。

4. 病情观察：严密观察患者生命体征变化，包括体温、脉搏、呼吸、血压，观察并记录生命体征每小时 1 次。观察腹痛的部位、性质、持续的时间、节律性。观察大便颜色、性状、量，监测便常规结果。

5. 幽门梗阻时：行胃肠减压，观察胃液颜色、性状、量、气味。

6. 疼痛的护理：①观察患者腹痛的部位、持续时间、性质、有无节律性，是否伴有严重的恶心和呕吐、吞咽困难、呕血及黑粪等症状。保持舒适安静的环境，减少不良刺激，保证休息。②观察止痛药物治疗效果，用药后疼痛缓解时间，疼痛间隔时间，止痛药物的不良反应。③疼痛发作时及时到患者床旁安慰鼓励患者。

7. 化疗期间的护理：①如果实施静脉输入化疗药物，应通过中心静脉化疗，并及时巡视，防止化疗药物外渗。②观察化疗的反应，及时报告医生，给予对症处理。经常与患者交谈，提供一个安全、舒适、单独的环境。③在做检查、治疗和护理前，要依据患者的了解程度给予说明，并注意保护性医疗。④鼓励患者或家属参与治疗和护理计划的决策过程。⑤寻找合适的支持系统，如建议单位领导或同事给予关心，鼓励家庭成员进行安慰，必要时陪伴患者。

8. 心理护理：根据患者的社会背景、个性及对疾病的认知程度，对每个患者提供个体化心理支持。患者在知晓自己的诊断后，预感疾病的预后不佳，加之躯体的痛苦，会出现愤怒、抑郁、焦虑，甚至绝望等负性心理反应，而这些又会加重其躯体不适。因此应做到以下几点：①护理人员应运用倾听、解释、安慰等技巧与患者沟通，关心与体贴患者。②耐心听取患者自身感受的表白，给予患者表达情绪的机会和时间，并给予支持和鼓励。当患者表现出悲哀等情绪时，应表示理解。③向患者介绍有关胃癌治疗进展的信息，提高患者治疗的信心。④指导患者保持乐观的生活态度，用积极的心态面对疾病，树立战胜疾病、延长生存期的信心，并给以心理疏导和安慰。

（四）健康教育

1. 向患者及家属详细讲解胃癌的相关知识，介绍出院后有关事项，并将有关资料交给患者或家属，告知患者每隔 2~3 个月复查 1 次，以监测病情变化和及时调整治疗方案。

2. 教会患者及家属如何早期识别并发症，发现异常及时就诊。

3. 嘱患者遵医嘱继续免疫治疗。

4. 指导患者合理使用止痛药，慎服对胃黏膜有刺激性的药物。

5. 嘱患者养成定时定量、细嚼慢咽的进食习惯，少食过冷、过烫、过辛辣的煎炸食物，且忌吸烟酗酒。胃大部切除术后胃容积减少，宜少量多餐进高营养饮食。

6. 嘱患者劳逸结合，形成规律的健康生活方式，加强自我情绪调整，保持乐观进取的心态。

二、结肠癌

（一）概述

结肠癌是常见的恶性肿瘤之一，可能与饮食、结肠息肉、慢性结肠炎、遗传等因素有关。70~80 岁人群发病率最高，是我国老年人常见恶性肿瘤。腺瘤癌变是一个长期的过程，一般认为至少 5 年，平均 10~15 年。腺瘤体积大、数目多、绒毛成分多，严重非典型增生者易发生癌变。一般而言，≤1cm 腺瘤的癌变率为 1%，1～2cm 为 10%，>2cm 则高达 50%，管状腺瘤癌变率为 5%～9%，管状绒毛状腺瘤为 20%～30%，绒毛状为 40%～50%。

（二）护理评估

了解患者意识是否清楚，生命体征有无异常；有无食欲下降、体重减轻、乏力、便血等症状，有无恶病质；有无黑粪；腹部疼痛的时间、部位、性质；腹部是否扪及包块，包块的大小、部位、活动度、是否有压痛等。

（三）护理要点及措施

1. 生活指导：保持病房整洁、安静，环境适宜，定时通风。晚期患者情况较差者需绝对卧床休息。

2. 口腔护理：每日 2 次，观察口腔黏膜和牙龈是否有出血。

3. 饮食的护理：可进高热量、高营养、高维生素、易消化、低脂食物，少食多餐，细嚼慢咽。少进食乳制品，以免肠道气体产生过多。为避免术后排便困难影响伤口愈合，可给予粗纤维饮食及收敛药物。对于进食少或不能进食者通过静脉补充营养。

4. 病情观察：监测患者神志及生命体征变化，尤其是心率、血压变化并每小时记录生命体征 1 次。观察大便次数、颜色、性状、量，是否混有血液或黏液。观察腹部体征变化，监测体重及腹围变化。观察有无肝大、黄疸、腹水、锁骨上淋巴结肿大等。

5. 疼痛的护理：①根据患者的表情、体位、脉搏、血压高或低、呼吸浅快等，判断患者疼痛的部位、强度和性质。用 1～10 级疼痛量表评估患者的疼痛等级并记录，及时报告医生。②评估切口处有无红肿，评估尿管和引流管是否通畅。③观察患者有无腹胀、腹痛，了解肠鸣音情况。④在患者活动前给予镇痛药，以增加活动量。用药后半小时评估镇痛药物的效果。⑤指导非药物缓解疼痛的方法，如变换体位、分散注意力、减少周围环境刺激、放松疗法。⑥指导患者咳嗽和深呼吸时按压切口的方法。⑦会阴部伤口疼痛需要更多的护理与指导。指导患者用 38～42℃的温水坐浴 10～20min，每天 3～4 次，促进局部血液循环。

6. 结肠造口的护理：①评估造口所在的肠段位置，使用合适的造口袋。使用透明的、末端可以打开的造口袋，以利于观察和倾倒排泄物。②经常观察造口外观和周围皮肤情况，造口黏膜应是粉红色的。保护造口及其周围皮肤，在造口周围皮肤上涂抹皮肤保护剂。③及时更换造口袋，造口袋内容物达到 1/3 时，应倾倒或更换造口袋。④必要时行结肠造口灌洗。⑤进行必要的心理疏导，帮助患者从心理上适应身体上的变化。

7. 生物靶向治疗的护理：及时了解患者的心理状态，提前告知治疗的过程，使患者对靶向治疗有充分认识。生物靶向治疗过程应在心电监护下完成。生物靶向治疗药物禁止冷冻，开启后立即使用，静脉输入前后应用生理盐水冲洗输液管，并用过滤输液器。开始时 15min 应减慢速度，如无异常速度可以加快。如出现轻中度反应，减慢输液速度或服用抗组胺药物。若反应严重立即停止输液，更换输液器，静推肾上腺素、糖皮质激素、抗组胺药，并给予支气管扩张药及吸氧。密切观察生命体征。

8. 放射治疗的护理。

（1）心理干预。护理人员应及时了解患者的心理状态，主动帮助患者解决细小的需求，使患者对护理人员信任有加，这是心理干预得以实施的关键。心理干预须因人而异，根据患者的不同情况，不同患者的不同心理区别对待。

（2）饮食护理。放疗后的肿瘤患者，应多服健脾和胃、养血补气之品，如薏米粥、山楂、鸡蛋、猪肝、鲜鱼等，出现放射性肠炎时，宜食用少渣、低脂及产气少的食物。

（3）皮肤的护理。放疗后，放射野（即照射的范围）的标记应在医生的指导下拭去，禁用肥皂擦洗。放疗后皮肤干燥和瘙痒，可用滑石粉、痱子粉、皮炎平霜等涂擦。避免阳光直接照射皮肤，避免接触强风、过热或过冷以及盐水等有明显刺激作用的物质。出现放射性肠炎时，保持肛门及会阴部清洁，症状明显者给予止血、止泻治疗。

9. 化学治疗的护理。

（1）心理护理。患者对化疗均存有恐惧及焦虑心理，害怕毒副作用。化疗前向患者及家属讲解药物作用、目的、效果及用药过程中可能出现的毒副作用，给予充分安慰和鼓励，消除患者的顾虑。请同病患者现身说法，帮助患者树立信心，在最佳的心理状态下积极配合治疗。

（2）静脉的护理。化疗周期通常较长，保护患者的静脉血管至关重要。通常采用中心静脉插管。

（3）饮食护理。应给予高蛋白、高维生素、营养丰富、易消化的食物，鼓励患者多饮水，以少食多餐为宜，指导患者和家属调节可口的饮食，保证患者的食量，满足机体的需求，以增强机体对化疗的耐受力。

（4）胃肠道反应的护理。对出现恶心呕吐、食欲缺乏者，对症处理的同时注意配合心理护理，对患者多询问、多关心，采取分散注意力的方法减轻患者心理压力和焦虑情绪，饮食以清淡、易消化半流食为主，且要少食多餐，使患者顺利完成化疗。

（5）骨髓抑制的护理。采用保护性隔离，加强防止感染的措施，减少探视及人员流动，严格遵守各项无菌操作，并用紫外线照射病室，每日 2 次，每次 30min，尽量避免侵入性操作。

（6）脱发的护理。向患者解释脱发的原因和性质，给予开导和安慰，鼓励患者表达感受，使其认识脱发是暂时现象，化疗停止后可逐渐恢复正常，鼓励患者通过戴帽子或假发改变现有的现象，树立生活的勇气和信心。

10. 心理护理：评估患者的心理状态，有无焦虑、恐惧等不良情绪。疾病是否影响患者日常生活和睡眠。对于病情危重者，医护人员应陪在患者身边安慰患者，使其保持情绪稳定，增强战胜疾病的信心。主动倾听患者和家属的主诉，鼓励他们表达有关情绪反应。鼓励患者观察和触摸造口。如果患者身体状况允许，护理人员可鼓励患者参与结肠造口的护理。尊重患者的文化和宗教习惯，鼓励他们使用这些资源来加强应对。鼓励患者和家属讨论目前状况对家庭成员、结构、功能的潜在影响。如果可能，向患者提供癌症支持组织、社会服务机构信息。

（四）健康教育

1. 嘱患者注意饮食卫生，多食含纤维、营养丰富的食物，少食高脂肪、高蛋白质食物。保持正常体重。

2. 指导患者进行适当体育活动，如散步、打太极拳等，增加机体的免疫功能。保持乐观豁达的心理状态，对生活充满信心，利于疾病康复。

3. 给患者讲解造瘘的必要性，使其能正确地对待术后生活的改变。

4. 指导并教会患者正确护理结肠造瘘口，教给患者有关人造肛门袋的排空和更换知识，如食物的选择、肛门袋的处理等，并保护好周围皮肤。

5. 告知患者为防止造瘘口狭窄，经常用示指扩张造瘘口。

6. 告知患者每日坚持多饮水，养成定时排便的好习惯。如有便秘，可经造瘘口灌肠。

7. 让患者了解进一步治疗的必要性，如放疗、化疗、生物靶向治疗等，使其恢复自信心，且能正常与人交往。

8. 嘱患者观察病情变化，定期复查，如有腹痛、便血等症状及时就诊，以保证生活质量。

第七章 肿瘤患者常见症状护理常规

第一节 恶心、呕吐

一、定义

恶心是一种可以引起呕吐冲动的胃内不适感，常为呕吐的前驱感觉，但也可单独出现，可自行终止，主要表现为上腹部的特殊不适感，常伴有头晕、流涎、脉搏缓慢、血压降低等迷走神经兴奋症状。呕吐是胃内容物返入食管经口吐出的一种反射动作。

根据 CTC4.0 毒性分级标准，将恶心、呕吐分为 5 个等级：

恶心：1 级，食欲降低，不伴进食习惯的改变。2 级，不伴体重下降的经口摄食减少，脱水或营养不良；静脉补液<24 小时。3 级，经口摄入能量和水分不足；需要静脉补液，鼻饲，或全胃肠外营养>24 小时。4 级，危及生命。5 级，死亡。

呕吐：1 级，24 小时内发作 1~2 次（间隔 5 分钟）。2 级，24 小时内发作 3~5 次（间隔 5 分钟）。3 级，24 小时内发作 6 次或更多（间隔 5 分钟），需输注静脉营养。4 级，后果可危及生命，需要紧急干预。5 级，死亡。

二、护理措施

1. 一般护理：治疗前做好个体化风险评估：疾病特征；个人风险因素（女性，年龄<50 岁，低酒精摄入史，有运动恶心呕吐史，焦虑）；化疗方案的致吐风险、剂量、时间；既往化疗的恶心呕吐反应。个体化风险评估≥2 项定义为高风险。保持室内空气清新、流通，保持病房安静、清洁、无异味。

2. 饮食护理：加强化疗期间饮食指导，鼓励患者进食，营养丰富、清淡、易消化饮食为宜，少量多餐。

3. 药物护理。

（1）遵医嘱正确给予止吐、镇痛药物，可睡前给药。口服给药应分餐后服用或临睡前服用。

（2）对于个体评估高风险的患者，可提前做好预防性用药的准备。化疗导致呕吐严重者，可考虑餐后或睡前给药，以免影响患者进食。

4. 呕吐时的护理。

（1）呕吐时取坐位或侧卧位，拉上床栏，预防误吸和坠床。

（2）注意观察呕吐物的性状、量，必要时采集标本送检。

（3）清理呕吐物，协助患者漱口，保持口腔清洁，洗脸。

（4）监测生命体征。

三、健康教育

1. 告知患者及家属发生恶心、呕吐的原因及紧急救护措施。

2. 告知患者避免直立性低血压、头晕、心悸的方法。

3. 告知饮食注意事项。选择碱性食物、固体食物或酸味食物；少量多餐，每日 4~6 餐，避免进食产气、含油脂或辛辣的食物。

四、注意事项

1. 呕吐发生时应将患者头偏向一侧或取坐位。

2. 呕吐后及时清理呕吐物，协助漱口，开窗通风。

3. 口服补液时，应少量多次饮用。

4. 注意观察生命体征，意识状态，电解质和酸碱平衡情况及有无低血钾、低血钠等表现。

5. 剧烈呕吐时，应暂停饮食和口服药物，待呕吐减轻时可给予流质或半流质饮食，少量多餐，并鼓励多饮水。

第二节　便　秘

一、定义

便秘是指正常的排便形态改变，排便次数减少，每 2~3 天或更长时间排便一次，无规律性，排出过干过硬的粪便，且排便不畅、困难。便秘是晚期恶性肿瘤病人常见且较为痛苦的症状之一。

二、护理措施

1. 加强心理护理，告知患者便秘产生的原因和预防措施，指导定时排便的方式及方法，鼓励患者正视疾病，积极配合治疗。对卧床患者应指导其正确的排便方式，以减轻心理负担。

2. 在病情许可情况下，鼓励患者尽可能下床活动和进行力所能及的自理护理。但注意不能过度活动，应鼓励劳逸结合。

3. 病情许可时鼓励患者多饮水，每日 2000～3000mL。避免进食过于精细、肥腻和油炸产气的食物及碳酸饮料，指导患者多进食富含维生素 A、维生素 C、维生素 E 的新鲜水果、蔬菜，含粗纤维的糙米及全麦食品等食物，以促进肠蠕动，有助于排便。

4. 观察患者排便情况，根据患者进食情况，2 天无大便者应当处理，3 天无大便者必须积极处理，一般给予开塞露、缓泻剂等，大便嵌塞时可行油类保留灌肠，或戴手套将嵌塞的粪便抠出。

5. 养成定时排便的习惯，保护患者隐私；患者如厕时减少干扰和催促；指导患者或家属协助进行规律的腹部按摩，即每日起床前用双手按结肠行走的方向顺时针按摩腹部 100 圈，再逆时针按摩 100 圈，有利于促进肠道的蠕动及排便。对盆腔、腹腔肿瘤未切除者忌按摩。

6. 如有大便干结造成肛裂，指导患者每次便后清洁肛门皮肤，避免感染。

三、健康教育

1. 告知患者及家属可能引起便秘的原因。

2. 告知患者及家属饮食、运动、水分摄入与便秘的关系，制定饮食与活动计划。

3. 告知饮食的注意事项，增加可使大便软化的食物，如香蕉、富含纤维素的蔬菜，逐渐增加富含膳食纤维的食物和运动量。

四、注意事项

1. 指导患者合理膳食。

2. 指导患者养成定时排便的习惯，适当运动。

3. 心脏病、高血压等患者，避免用力排便，必要时使用缓泻剂。

第三节 腹 泻

一、定义

腹泻（diarrhea）是指每日的大便重量、水分含量或排便次数增加，每日大便多于300mL及24小时内发生超过3次不成形排便即视为腹泻，轻者每日2~3次，重者腹泻每日10次以上，大多伴里急后重。一般将腹泻分为急性腹泻与慢性腹泻两类，前者是指腹泻呈急性发病，历时短暂，而后者一般是指腹泻超过2个月者。

二、护理措施

1. 确诊为传染病者，按传染病疫情管理办法进行报告及隔离。

2. 病情观察：观察排便情况（腹泻次数、量、颜色、气味、性状等）并做好记录；观察伴随症状及全身情况；评估腹泻及脱水程度；注意监测血液生化，及时纠正水、电解质紊乱，疑有感染者，行大便常规及大便培养检查，控制肠道感染。

3. 对症治疗：给予口服止泻药物如思密达、黄连素等，必要时遵医嘱补液，对症处理等治疗，并注意观察疗效及不良反应。

4. 饮食护理：饮食以少渣、易消化食物为主，急性腹泻应根据病情和医嘱给予禁食、流质、半流质或软食。鼓励多饮水，每日3000mL以上。

5. 活动和休息：急性起病、全身症状明显，严重腹泻时患者应卧床休息，注意腹部保暖，可用热水袋热敷腹部，以减弱肠道运动，减少排便次数，并有利于腹痛症状的减轻；慢性轻症者可适当活动。

6. 肛周皮肤护理：保持会阴部清洁，便后用柔软的纸巾擦拭干净并用温水清洁肛周，轻轻沾干，必要时涂氧化锌软膏，指导患者穿棉质的内衣，减少衣物对皮肤的摩擦。

三、健康教育

1. 心理护理：讲解疾病治疗相关知识，减轻患者焦虑情绪。

2. 告知患者避免直立性低血压、头晕、心悸的方法。

3. 告知饮食注意事项。若怀疑患者有感染性腹泻，应避免饮用牛奶，未削皮的苹果含有丰富的果胶，可多食用；应避免进食冷的食物，含有丰富纤维的蔬菜、多脂肪的肉及鱼、咖啡和乙醇。

四、注意事项

1. 严重腹泻时应及时报告医师考虑是否停止放、化疗。
2. 腹泻严重，排便后应注意安全，防跌倒。
3. 口服补液时，应少量多次饮用，补充水溶液应含有适当的电解质及葡萄糖，给予清流质饮食及单糖的补充。
4. 注意观察生命体征，意识状态，监测水电解质及酸碱平衡情况及有无低血钾、低血钠等表现。
5. 密切观察，早期发现肠出血和肠穿孔的表现。

第四节　发　热

一、定义

由于致热源的作用使体温调定点上移而引起的调节性体温升高（超过0.5℃），称为发热。肿瘤患者发热主要包括：①肿瘤组织坏死。②肿瘤浸润或压迫体温调节中枢，使其功能失常。③造血系统细胞大量破坏释放致热源。④合并感染。

二、护理措施

1. 疑似传染病时，先行一般隔离，确诊后按传染病隔离要求隔离。
2. 保持病房安静，空气流通，避免风对流，维持室温在18~22℃。
3. 高热患者给予物理降温或遵医嘱使用药物降温，降温处理30分钟后测量体温。
4. 降温过程中出汗时及时擦干皮肤，随时更换衣物，保持皮肤和床单清洁干燥，注意降温后的反应，避免虚脱。
5. 补充水分防止脱水，鼓励患者进食高热量、高维生素、营养丰富的半流质食物或软食，少量多餐。
6. 做好口腔护理，保持口腔清洁。
7. 监测体温变化，观察热型。血培养标本应在高热时采集。

三、健康教育

1. 指导患者做好自身日常照顾，如调节室温，衣着不宜过多，以四肢末端温暖无汗为宜。

2. 教会患者使用体温计测量体温和简单物理降温法，如温水擦浴、冷敷等。

3. 指导患者高热期间合理进食。

四、注意事项

1. 冰袋降温时注意避免冻伤。

2. 发热伴大量出汗者应记录 24 小时液体出入量，警惕是否有脱水现象，发现异常及时报告医师。

3. 对原因不明的发热慎用药物降温，以免影响对热型及临床症状的观察。

4. 有高热惊厥的患儿，要及早遵医嘱给予物理降温，采取降温措施后 30 分钟复测体温并记录。

第五节　疼　痛

一、定义

疼痛是一种令人不快的感觉和情绪上的感受，伴随着现存的或潜在的组织损伤。据世界卫生组织统计，30%~50%的恶性肿瘤患者伴有不同程度的疼痛，即癌性疼痛。由于肿瘤本身、肿瘤相关性病变、抗肿瘤治疗以及精神、心理和社会等原因所导致的复杂性疼痛，是肿瘤患者最常见、最难忍受的症状之一。

二、护理措施

1. 给患者创造一个安静、舒适的环境，帮助患者采取舒适体位，减轻疼痛。

2. 通过使用评估量表动态评估患者疼痛的性质、部位。

3. 遵医嘱按阶梯给药原则给药。

4. 做好心理护理，适时关心和体贴患者，增进信息和情感的交流，减轻患者的心理负担。

5. 积极预防及处理药物不良反应。

6. 参照说明书及医嘱正确给药，控/缓释制剂不能嚼碎或碾碎服用；透皮贴应贴于躯体平坦、干燥、体毛少的部位，粘贴前用清水清洁皮肤，待干后将其平整地贴于皮肤上，无过敏体质的患者可覆盖无菌透明服帖并写上日期，注意 72 小时定时更换，并重新选择部位。

7. 在医生指导下及时处理爆发痛（疼痛≥7 分以上定义为爆发痛），并做好记录。

8. 爆发痛用药后评估时机：皮下给药后 15 分钟评估 1 次；口服即释吗啡后 15~30 分钟评估 1 次；口服控/缓释剂 60 分钟评估 1 次。

9. 口服止痛药疼痛≤3 分无爆发痛者每天评估 1 次，疼痛>4 分无爆发痛者根据服药时间及血药浓度进行评分，爆发痛者随时评估，及时报告主管医生，进行药物滴定，根据服药种类评估时机进行复评。

10. 观察用药副作用，并做好记录。

三、健康教育

1. 积极配合预防药物不良反应：便秘、恶心等。

2. 遵医嘱服药，按时、按量，注意正确服药，不可嚼碎或碾碎服用，使用贴剂的患者注意使用方法。

3. 主动告知医护人员疼痛情况，不要忍痛。

4. 做好随访工作。

四、注意事项

1. 遵医嘱按阶梯给药。

2. 服药到口。

3. 积极预防及处理药物不良反应。

4. 及时评估及处理爆发痛。

5. 按照护理文书书写规范进行疼痛评估。

第六节　头　晕

一、定义

头晕是一种常见的脑部功能性障碍，表现为头昏、头胀、头重脚轻、脑内摇晃、眼花等症状，可由多种原因引起，最常见于发热性疾病、高血压病、脑动脉硬化、颅脑外伤综合征、神经症等。此外，还见于贫血、心律失常、心力衰竭、低血压、药物中毒、尿毒症、哮喘等。抑郁症早期也常有头晕症状。头晕可单独出现，但常与头痛并发。

二、护理措施

1. 发作时护理：头晕发作时嘱患者卧床休息，闭目养神，改变体位时动作宜缓慢。必要时加测血压，遵医嘱给予降压药物，氧气吸入。加强巡视，发现头晕伴有呕吐、头痛剧烈、肢体发麻、血压持续上升时应及时报告医师并配合处理，做好护理记录。

2. 病情观察：定时测量血压并做好记录，监测血压变化情况。密切观察眩晕发作的时间、程度、性质、伴随症状、诱发因素以及脉象等情况。观察有无肢体麻木、言语不利等中风症状。

3. 环境和起居护理：①保持病室安静，避免噪声和强光刺激，减少陪护，限制探视。护理人员操作应相对集中，动作轻巧，防止过多干扰病人。②床铺平稳，避免他人碰撞晃动。物品放置于伸手可及处，避免取物时坠床或跌倒。卫生间地面设置防滑设施，并设置扶手和呼叫器。③头晕头痛时嘱患者注意卧床休息并抬高床头，尽量减少头部旋转动作，特别不宜突然猛转头，或突然、剧烈体位改变，防止头晕加重或晕倒。上厕所或外出时需有人陪伴，头晕严重者应协助其在床上大小便。④养成按时排便习惯，保持大便通畅，避免屏气用力排便，必要时遵医嘱给予缓泻剂。

4. 遵医嘱用药，观察药物的疗效及副作用。

三、健康教育

1. 情志护理：关心体贴患者，使其心情舒畅，减少不良情绪刺激，并指导患者掌握自我调控方法。

2. 饮食护理：饮食宜清淡，低盐低脂，增加粗纤维素食物摄入，防止暴饮暴食，忌肥甘厚味，戒烟酒。

3. 嘱患者必须按照医嘱按时按量服药，不可自行停药或更换药物。

4. 头晕时卧床休息，头晕症状好转后外出时有家属陪同。

四、注意事项

1. 遵医嘱给药。

2. 饮食注意清淡，低盐低脂，增加粗纤维饮食，养成按时排便习惯，保持大便通畅，预防便秘。

3. 头晕时应卧床休息，避免不必要的活动。

第七节 疲 乏

一、定义

疲乏是恶性肿瘤病人最常见的症状之一，由于恶性肿瘤本身或其治疗所导致的疲乏称为癌因性疲乏。疲乏极大地影响恶性肿瘤病人的自理能力和生活质量。疲乏又称疲劳，具有两层含义：一是因体力或脑力消耗过多需要休息；二是因刺激过强或运动过度，细胞、组织或器官的技能或反应能力减弱。

二、护理措施

1. 保持室内空气清新、流通，保持病房安静、清洁、无异味。

2. 控制身体的不适，如对发热、疼痛、恶心、呕吐的有效控制，有效减少机体能量的消耗，尽量减轻因身体原因导致的疲乏。

3. 加强病人的心理护理和疏导，消除恐惧、紧张等情绪反应，鼓励病人诉说自己的感觉，耐心倾听其诉说，分散病人注意力，如指导病人听音乐、相声，与人交谈等，解除病人心理上引起疲乏的因素。

4. 合理的营养摄入：进食高蛋白、低脂饮食，如鸡、鱼、肉和禽蛋、米、面、新鲜蔬菜、水果等，多饮水，每天 2000 ~ 3000mL，以促进代谢废物的排泄。

5. 提高睡眠质量：生物节律在维持生理功能、社会功能和生活质量方面起重要作用。生物节律紊乱则导致病人疲乏、缺乏食欲、情绪低落，所以护士应关心并帮助病人制订作息计划，提高睡眠质量。

6. 鼓励适当的有氧运动：研究表明，化疗期间活动与疲乏呈负相关，化疗病人每天进行有规律的、低强度的体育锻炼，锻炼坚持时间越长，化疗相关的疲乏程度越低。过多的休息并不利于疲乏的缓解。有氧运动包括步行、做操、打太极拳、上下楼梯、骑自行车等。

7. 适当地使用中医特色治疗：类似艾灸穴位治疗、穴位注射、耳穴压豆等，均能在一定程度上缓解患者的疲劳。

三、健康教育

1. 告知患者和家属疲乏的一般情况及历时长短。

2. 让患者了解疲乏发生的原因，进行针对性预防。

3. 鼓励患者保持心情舒畅，避免巨大的情绪波动和精神刺激。

4. 让患者意识到适时适量运动的重要性。

四、注意事项

1. 护理人员尽量将治疗、护理集中进行，使病人能够保证充足的睡眠和体力。

2. 癌因性疲乏的特点是起病快、程度重、能量消耗大、持续时间长、不可预知，通常不能通过休息或睡眠缓解，护理人员应动态观察病人的情况。

3. 与患者家属沟通，获得家庭支持，鼓励患者家属多关心、陪伴患者。

第八节　水　肿

一、定义

组织间隙或体腔内过量的体液潴留称为水肿，然而通常所称的水肿乃指组织间隙内的体液增多，体腔内体液增多则称积液。水肿可表现为局部性或全身性，全身性水肿时往往同时有浆膜腔积液，如腹水、胸腔积液和心包腔积液。

二、护理措施

1. 休息：轻度水肿必须限制活动，严禁剧烈活动。严重水肿及心、肝、肾功能不全伴水肿者，宜卧床休息以增加肝、肾血流量，利于水肿消退。

2. 卧位：眼睑、面部水肿者枕头应稍高；双下肢水肿者，应尽量平卧，休息时应抬高双下肢 30°～45°，利于血液循环，以利于减轻水肿；胸腔积液、腹水者取坐位或半卧位，以改善肺扩张受限及横隔抬高所致的呼吸困难。床上适当活动，防止肢体静脉血栓形成。急性肾炎或肾病综合征患者应卧床至水肿消退；慢性肾炎可视水肿的轻重及血压、尿常规的正常与否来决定患者的活动量，待病情缓解和恢复期，可室外活动，如散步、打太极拳。

3. 钠、水的摄入量：原则上少盐饮食，入水量依水肿程度、原因及尿量而定。心源性水肿：食盐 5g 以下，入水量每日 1500mL 以下；肝性水肿：入水量 1000mL 以内，低钠者 500mL 以内；肾性水肿：尿量达 1000mL 者一般不限，但不宜过多饮水，每日尿量少于 500mL 者应限制入水量。

4. 皮肤护理：保护皮肤免受损伤，衣服柔软、宽松，翻身避免拖、拉、拽以免水肿皮肤受摩擦和破损。水肿患者皮肤菲薄易破损，输液结束撕胶布时可用生理盐水将胶布浸湿再撕去。

5. 用药护理：合理安排用药时间，利尿剂不宜晚间服用，以免影响睡眠。监测24小时出入量，观察水肿是否消退。注意药物的不良反应，比如低钾血症：软弱无力、腹胀、肠蠕动减弱或消失；低钠血症：肌无力、肌痉挛、口干、眩晕、胃肠功能混乱；代谢性碱重度：易激动、神经肌肉过度兴奋。

三、健康教育

1. 合理安排每天食物的含盐量和饮水量。
2. 避免进食腌制食品。
3. 正确测量每日出入液量。

第九节　脱　发

一、定义

化疗是恶性肿瘤综合治疗常用的方法之一，由化疗药物导致的脱发是肿瘤患者在化疗过程中最常出现的不良反应，脱发的程度与使用药物的种类、剂量、方法有关，一般出现于系统用药患者，但局部应用也可引起脱发。

二、护理措施

1. 熟悉患者放疗及化疗方案，加强患者的健康教育，治疗前应告知患者化疗可能出现的毒副作用，让其理解脱发只是暂时现象，因化疗引起的脱发可以再生，是可逆的；脱发一般发生在化疗后1~2周，2个月达到最显著程度，停药后1~2个月头发会重新生长。
2. 指导患者在放疗及化疗期间应使用温和的洗发用品和宽齿梳子，如果必须用电吹风，用低温档，不要用发卷做头发，不要染发或定型，最好剪短发。
3. 使用防晒油，戴帽子、头巾或假发来保护头皮，避免直接受到太阳照射。
4. 告知患者在毛发大量脱落前选购假发，这样可以按照自己原来头发的颜色、发质和样式进行挑选。
5. 指导患者戴假发、头巾或帽子，以减轻脱发带来的苦恼。
6. 及时清理脱发，避免不良刺激。
7. 建议患者脱发时剪短或剃光头发，鼓励患者表达自己的感受。

三、健康教育

1. 指导患者正确选用洗发用品和梳子。

2. 告知患者脱发只是暂时现象，停药后头发会重新生长，从精神上给予支持。

3. 推荐佩戴假发、帽子等。

4. 化疗期间可配合服用养血、补气、滋补肝肾的中药，注意饮食清淡、少食刺激性食物，多吃水果、蔬菜或内服维生素 B_6、维生素 B_2 等。

四、注意事项

1. 使用头皮阻血器：在注射抗肿瘤药物时，于近心部头部戴上阻血器，充气后可使供应头皮的浅层血管暂时被阻塞，以减少化疗药物与毛囊的直接接触，一般持续 5 分钟，可预防脱发。

2. 做好心理安抚，鼓励多梳头以促进头皮血液循环，帮助头发再生。

3. 观察患者情绪变化，及早进行心理危机干预。

第八章　案例分析

案例一　肺炎

一、案例资料

【一般资料】　王某，女性，69 岁，汉族，小学文化，退休职工。

【主诉】　咳嗽、咳痰、发热 2 周，加重 1 天。

【病史】　患者于 2 周前无明显诱因出现咳嗽、咳痰，呈白色黏液痰，量少，不易咳出，发热，未测体温，伴胸闷、气促，有阵发性憋闷感，持续时间长短不一，在社区医院给予口服药物治疗（具体不详），症状未缓解。1 天前患者再次出现发热，伴恶心、呕吐、乏力，到门诊就诊。胸部 CT 示肺部感染，痰涂片可见革兰阳性球菌。门诊拟“细菌性肺炎”收入院。既往无特殊病史，否认药物及食物过敏史。

【护理体检】　T 38.9℃，P 80 次/分，R 22 次/分，BP 130/80mmHg，身高 157cm，体重 58kg。患者神志清楚，口唇无发绀，咽部无充血，双侧扁桃体无肿大。气管居中，胸廓对称，双肺呼吸音粗、可闻及湿啰音。

【辅助检查】　胸部 CT：双肺多发渗出实变灶，考虑感染。痰涂片：可见革兰阳性球菌。

【入院诊断】　细菌性肺炎。

【诊疗过程】　患者入院后完善血常规、痰涂片、心电图等检查；遵医嘱给予抗感染、化痰、解痉平喘、吸氧等对症治疗。

二、案例问题引导

问题 1：患者入院诊断为细菌性肺炎，依据是什么？
问题 2：细菌性肺炎的临床表现有哪些？
问题 3：该患者存在哪些主要护理问题？
问题 4：应对该患者采取哪些护理措施？

三、案例分析

问题 1：患者入院诊断为细菌性肺炎，依据是什么？

依据：该患者为老年女性，因“咳嗽、咳痰、发热2周，加重1天”入院。体格检查，双肺可闻及湿啰音，胸部CT示双肺多发渗出实变灶，考虑感染，痰涂片可见革兰阳性球菌。

问题2：细菌性肺炎的临床表现有哪些？

1. 症状：细菌性肺炎的症状取决于病原体和宿主的状态，症状可轻可重。常见症状包括咳嗽、咳痰或原有呼吸道症状加重，甚至出现脓性痰或脓血，伴或不伴胸痛。患者多数有发热症状。病变范围大者可出现呼吸困难、呼吸窘迫症状。严重者可出现神志和血压改变，甚至休克。

2. 体征：早期无明显肺部异常体征，重症者可出现呼吸频率加快、鼻翼翕动、“三凹征”或发绀。肺实变者出现叩诊浊音、触觉语颤增强和支气管呼吸音等，部分可闻及湿啰音。并发胸腔积液者患侧胸部叩诊浊音、触觉语颤增强、呼吸音减弱。

3. 并发症：感染性休克、呼吸衰竭、胸膜炎、脓胸、肺脓肿、脑膜炎和关节炎等。

问题3：该患者存在哪些主要护理问题？

该患者存在的主要护理问题：①体温过高，与肺部感染有关。②清理呼吸道无效，与气道分泌物增多、痰液黏稠等有关。③气体交换障碍，与肺实质炎症、呼吸面积减少有关。④有休克的危险，与肺部感染有关。

问题4：应对该患者采取哪些护理措施？

1. 发热的护理：①温水擦浴，协助患者温水擦浴以逐渐降低体温，使用降温措施30分钟后观察并记录降温效果。出汗后及时用温水擦浴、更换衣服和床单，避免受凉。②用药，遵医嘱使用抗生素，观察其疗效并注意有无发热、皮疹、胃肠道不适等不良反应，患者一旦出现严重不良反应，应及时与医生沟通，并做相应处理。③饮食，给予足够热量、蛋白质和富含维生素的流质或半流质饮食，以补充因发热引起的营养物质消耗。鼓励患者多饮水，每天1500～2000mL，以保证足够的摄入量。④病情观察，密切观察并记录患者生命体征及主要症状，警惕感染性休克等并发症的发生。

2. 促进有效排痰的护理：指导患者深呼吸和有效咳嗽，遵医嘱进行雾化治疗，协助患者每1～2小时翻身1次，并给予叩背，以促进痰液排出。痰液黏稠，无力咳出时可经鼻腔吸痰。密切观察患者咳嗽、咳痰情况，详细记录痰液的颜色、量和性质。按医嘱及实验室检查要求正确留取痰标本。

3. 氧疗护理：当患者胸闷、气促时遵医嘱给予氧疗。一般用鼻导管给患者吸氧，注意观察氧疗效果，患者气促有无减轻。根据血气分析结果和患者临床表现及时调整氧流量或浓度。氧疗有效的指标：患者呼吸困难减轻、呼吸频率减慢、发绀减轻、心率减慢、活动耐力增加。

4. 感染性休克的评估与护理：患者生命体征、神志、皮肤、血气分析、尿量、休克指数等出现异常情况，应立即通知医生，并备好抢救物品，积极配合抢救治疗。感染性休克的治疗首先应快速评估并稳定患者的生命体征，尽早经验性使用抗生素，同时积极确定病原体。

（1）体位。患者取仰卧中凹位，抬高头胸部约20°，抬高下肢约30°，有利于呼吸和静脉血回流。

（2）吸氧。用鼻导管或面罩给予中高流量吸氧，必要时用无创呼吸机辅助呼吸，维持 PaO_2>60mmHg，改善缺氧状况，血气分析每小时1次。

（3）补充血容量。快速建立两条以上静脉通道，遵医嘱给予平衡液或右旋糖酐补液。补液速度的调整应考虑患者的年龄和基础疾病，尤其是患者的心功能状况，中心静脉压可作为调整补液速度的指标，中心静脉压<5 cmH_2O 可适当加快补液速度；中心静脉压达到或超过10 cmH_2O 时，补液速度则不宜过快，以免诱发急性心力衰竭。

（4）用药护理。①遵医嘱输入多巴胺、间羟胺等血管活性药物。根据血压调整滴速，维持收缩压在90~100mmHg为宜，以保证重要器官的血液供应，改善微循环。②有明显酸中毒时可应用5% $NaHCO_3$ 静脉滴注，因其配伍禁忌较多，宜单独输入。③联合使用广谱抗菌药物控制感染时，应注意药物疗效和不良反应。

四、案例小结

肺炎是终末气道、肺泡和肺间质的炎症，常见症状包括咳嗽、咳痰或原有呼吸道症状加重，患者多数有发热症状。本案例患者主要出现体温过高、清理呼吸道无效等护理问题，护理时应注意观察患者生命体征、神志、血气分析、尿量等是否出现异常变化，做好降温及协助排痰等对症护理，遵医嘱使用抗生素、化痰、解痉平喘药物，及时识别并做好感染性休克的护理。护理感染性休克患者应将其摆放至中凹卧位，给予中高流量吸氧，快速补充血容量，同时遵医嘱使用血管活性药物、5% $NaHCO_3$ 及广谱抗生素等药物治疗。

案例二　慢性阻塞性肺疾病

一、案例资料

【一般资料】　吴某，男性，81岁，汉族，初中文化，退休职工。

【主诉】　反复咳嗽、咳痰、气促20余年，再发1周。

【病史】 患者于20余年前无明显诱因出现咳嗽、咳白色黏液样痰，以晨起为主，伴活动后气促，休息后气促可缓解，多于天气变化及感冒后出现，10年前曾就诊于外院，明确诊断为慢性阻塞性肺疾病、慢性肺源性心脏病、心功能Ⅱ级。患者于1周前因受凉出现咳嗽、咳痰、气促症状加重，咳黄色黏稠痰，量多，不易咳出，伴双下肢水肿、食欲减退而就诊入院。患者近期睡眠一般，二便正常，体重无明显减轻。有吸烟史60余年，每日1包，至今仍未戒烟。适龄结婚，育有6女2子，家人均体健。否认冠心病、高血压、糖尿病等病史。

【护理体检】 T 36.3℃，P 82次/分，R 26次/分，BP 130/70mmHg。患者坐轮椅被送入院，神志清楚，自动体位，查体合作，对答切题，面色潮红多汗，眼结膜水肿，颈静脉无怒张，肝颈静脉反流征阴性，桶状胸，双肺呼吸音粗，呼气相延长，双下肺可闻及湿啰音，未闻及干啰音，口唇轻度发绀，不能平卧，心率82次/分，律齐。腹软，全腹无压痛及反跳痛，肝脾肋下未触及，肠鸣音正常，双下肢轻度水肿。

【辅助检查】 患者于10年前肺功能检查：FEV_1/FVC（第1秒用力呼气容积/用力肺活量）68.6%，FEV_1 40%预计值，提示极重度混合性通气功能障碍。入院后吸氧（2L/min）；急查血气分析：pH 7.387，$PaCO_2$ 69mmHg，PaO_2 41.6mmHg，BE 12.1mmol/L；血常规：WBC 21.04×10^9/L，，N%88.7%；血沉（红细胞沉降率）：54mm/h；心脏彩超：右心房、右心室及左心房增大，肺动脉增宽，重度肺动脉高压；胸部CT平扫：双下肺感染，慢性支气管炎、肺气肿并多发肺大疱形成。

【入院诊断】 慢性阻塞性肺疾病急性加重期；慢性肺源性心脏病、心肺功能代偿期；Ⅱ型呼吸衰竭。

【诊疗过程】 患者入院后经完善相关检查，使用注射用哌拉西林钠他唑巴坦钠及左氧氟沙星注射液联合抗感染治疗，同时予氧疗、祛痰、止咳、解痉、平喘、保持呼吸道通畅、改善通气等治疗。

二、案例问题引导

问题1：患者入院诊断为慢性阻塞性肺疾病急性加重期的依据是什么？

问题2：如何应用预见性护理对该患者的病情进行护理评估？

问题3：如何为该患者进行氧疗？

问题4：该患者存在哪些主要护理问题？

问题5：应对该患者采取哪些护理措施？

三、案例分析

问题1：患者入院诊断为慢性阻塞性肺疾病急性加重期的依据是什么？

依据：患者反复咳嗽、咳痰、气促20余年，再发1周。患者于10年前肺功能检查：FEV1/FVC 68.6%，FEV1 40%预计值，提示极重度混合性通气功能障碍。于1周前因受凉出现咳嗽、咳痰、气促症状加重，咳黄色黏稠痰。胸部CT平扫：双下肺感染；血常规：WBC $21.04\times10^9/L$，N% 88.7%；血沉：54mm/h。

问题2：如何应用预见性护理对该患者的病情进行护理评估？

1. 生命体征评估：体温、心率、血压、呼吸变化，并判断呼吸困难及缺氧的程度。

2. 评估患者的排痰能力：患者于1周前因受凉出现咳嗽、咳痰、气促症状加重症状，咳黄色黏稠痰，量多，不易咳出。说明患者排痰能力较差，存在痰堵窒息的风险，除了床边准备吸引装置外，还应积极采取排痰及控制感染措施。

3. 肺部听诊：患者双肺呼吸音粗，呼气相延长，双下肺可闻及湿啰音。

4. 并发症肺源性心脏病的评估：患者双下肢水肿，食欲减退，心脏彩超提示右心房、右心室及左心房增大，肺动脉增宽，重度肺动脉高压。说明患者存在肺源性心脏病，并出现右心功能不全、体循环淤血。如果出现颈静脉怒张及肝颈静脉反流征阳性，说明右侧心力衰竭加重。

5. 神志变化评估：患者出现神志或精神行为异常时及时报告医生并做血气分析检查，及时发现肺性脑病的出现。

6. 并发症呼吸衰竭评估：根据血气分析结果，判断是否存在呼吸衰竭和酸碱失衡及其程度。

7. 观察氧疗效果。

问题3：如何为该患者进行氧疗？

患者存在Ⅱ型呼吸衰竭，不宜吸入高浓度氧气，氧疗原则是鼻导管低流量（1~2L/min）持续吸氧（每天至少15小时以上），或文丘里面罩低浓度（30%以下）持续吸氧。患者不宜选择的氧疗工具是普通面罩（最高吸入氧浓度60%）及无重吸面罩（最高吸入氧浓度99%），因为Ⅱ型呼吸衰竭患者 $PaCO_2$ 长期处于高水平，呼吸中枢失去了对二氧化碳刺激的敏感性，呼吸的兴奋主要依靠低氧对外周化学感受器的刺激来维持，如吸入高浓度氧，解除低氧对外周化学感受器的刺激作用，便会抑制患者呼吸，使 CO_2 潴留加重，甚至呼吸停止。因此氧疗的目标是维持 PaO_2 在8kPa（60mmHg）或血氧饱和度（SO_2）90%左右即可。

问题4：该患者存在哪些主要护理问题？

该患者目前存在的主要护理问题：①气体交换障碍，与通气不足、呼吸肌疲劳有关。②清理呼吸道无效腔，与气道分泌物过多、无效咳嗽有关。

③活动无耐力，与心、肺功能减退有关。④体液过多，与右心功能不全、体循环淤血有关。⑤有皮肤完整性受损的危险，与水肿及被迫长时间半坐卧位有关。

问题5：应对该患者采取哪些护理措施？

1. 协助患者采取舒适的半坐卧位，必要时采取端坐身体前倾位，使膈肌下降并使辅助呼吸肌参与呼吸；室内保持合适的温度、湿度，冬季注意保暖，避免直接吸入冷空气；规范的氧疗护理；合理应用抗生素控制感染；使用支气管舒张剂雾化吸入改善通气；注意观察患者呼吸形态及 SO_2、血气分析结果的变化；根据血气分析结果，必要时使用机械通气，指导患者呼吸功能锻炼。

2. 指导患者有效咳嗽方法，叩背或使用排痰机震颤排痰，床边准备吸引装置，必要时吸痰并遵医嘱使用化痰药物，保持呼吸道通畅。加强营养，提高患者抵抗力及咳嗽能力。

3. 做好生活护理，满足患者日常生理需求。

4. 严密观察患者水肿情况及出入量的变化，控制输液速度，输液量应以患者前一天尿量加500mL为宜。

5. 皮肤护理：每天擦浴一次，保持皮肤清洁；睡气垫床，每2小时协助患者翻身，注意预防皮肤受损，必要时骶尾部预防性给予减压敷料保护。

四、案例小结

COPD与慢性支气管炎、肺气肿密切相关。慢性支气管炎指排除慢性咳嗽的其他各种原因后，患者每年慢性咳嗽、咳痰达3个月以上，并持续2年。肺气肿指肺部终末细支气管远端气腔出现异常持久的扩张，并伴有肺泡壁和细支气管的破坏。当慢性支气管炎、肺气肿患者肺功能检查出现气流受限并且不能完全可逆时，则诊断为COPD。而COPD随着通气功能障碍的加重，肺泡内残气量增加，肺泡壁毛细血管网受压，部分闭塞，通气血流比值失调，导致低氧与 CO_2 潴留，加重呼吸衰竭；而患者长期的缺氧与 CO_2 潴留又会引起肺血管的收缩，增加肺循环的阻力，形成肺动脉高压，最终导致慢性肺源性心脏病；随着患者 $PaCO_2$ 水平的升高，CO_2 对患者中枢神经的作用导致肺性脑病，患者开始出现神经系统的改变。因此COPD不是单独存在的一种疾病，在护理此类患者时应对患者进行正确评估，及时预防或处理呼吸衰竭或肺性脑病，急性期积极控制感染。稳定期做好康复指导（家庭氧疗、呼吸功能锻炼、气道管理、加强营养、预防急性发展诱因、合理用药），以减少急性发作，延缓疾病发展，达到改善患者的生存质量、提高其生活自理能力的目的。

案例三　支气管哮喘

一、案例资料

【一般资料】　郭某，男性，66 岁，汉族，小学文化，农民。

【主诉】　反复喘息发作 30 余年，再发 3 天，加重半天。

【病史】　患者于 30 余年前开始出现反复喘息发作，天气变化易诱发，伴气促，偶伴咳嗽，咳少许白痰，曾于当地医院确诊为“支气管哮喘”，予解痉、平喘治疗后缓解出院，长期口服氨茶碱片，上述症状仍然反复发作。3 天前上述症状再次发作，伴有气促，有少许咳嗽、咳痰，无畏寒、发热症状，当地诊所给予口服中药治疗（具体不详），症状未缓解。半天前喘息加重，气促、呼吸困难明显，端坐呼吸，伴大汗，服用氨茶碱片及吸入沙丁胺醇雾化剂后症状也无改善，今家属送至本医院急诊就诊。体格检查：P 131 次/分，R 34 次/分，BP 180/110mmHg，SO_2 92%，双肺听诊可闻及哮鸣音，急诊给予吸氧、静脉注射甲泼尼龙琥珀酸钠、雾化吸入沙丁胺醇溶液及布地奈德混悬液、静脉滴注氨茶碱注射液等解痉平喘治疗及微量泵泵入硝普钠控制血压等治疗后，血压降至正常，其余症状未改善，急诊以“重度支气管哮喘”收入院。患者有吸烟史 30 余年，否认有高血压、糖尿病、冠心病、肾病等病史，否认食物及药物过敏史。二便正常，食欲尚可，近期体重无明显变化。患者自发病以来，对病情感到焦虑，睡眠差。

【护理体检】　T 36.5℃，P 131 次/分，R 34 次/分，BP 180/110mmHg，SO_2 92%。患者神志清楚，呈急性面容。胸廓前后径增宽，肋间隙增宽，可见吸气相“三凹征”，双肺叩诊呈过清音，听诊双肺呼吸音弱，可闻及哮鸣音，少许湿啰音。心率 131 次/分，律尚齐，各瓣膜听诊区未闻及杂音。双下肢无水肿。

【辅助检查】　急诊查血气分析：pH 7.237，$PaCO_2$ 65.3mmHg，PaO_2 41mmHg。血常规：WBC 12.5×10^9/L，NE 6.6×10^9/L，NE%52.7%。心电图提示窦性心动过速。

【入院诊断】　重度支气管哮喘；Ⅱ型呼吸衰竭；高血压 3 级。

【诊疗过程】　患者入院后，予告病重、心电监护，无创呼吸机辅助呼吸（支持参数：IPAP 16cmH_2O，EPAP 4cmH_2O，FiO_2 50%），改善通气及保证氧合。完善胸部 CT、肺功能、痰培养、血培养、炎症感染指标等检查，同时给予哌拉西林钠他唑巴坦钠抗感染，甲泼尼龙抗炎，雾化吸入沙丁胺醇溶液及布地奈德混悬液、多索茶碱解痉、补液等综合治疗。动态监测血气。

二、案例问题引导

问题 1：患者入院诊断为重度支气管哮喘，依据是什么？

问题 2：支气管哮喘的诱发因素有哪些？

问题 3：该患者为何要进行肺功能检查？

问题 4：该患者存在哪些主要护理问题？

问题 5：应对该患者采取哪些护理措施？

三、案例分析

问题 1：患者入院诊断为重度支气管哮喘，依据是什么？

依据：患者为老年男性，因反复喘息发作 30 余年，再发 3 天，加重半天入院，曾于当地医院诊断为支气管哮喘，有吸烟史 30 余年，量少。体格检查：急性面容，可见吸气相“三凹征”，双肺叩诊呈过清音，双肺呼吸音弱，可闻及哮鸣音。急查血气分析：pH 7.237，$PaCO_2$ 65.3mmHg，$PaO_2$41mmHg。

问题 2：支气管哮喘的诱发因素有哪些？

具有哮喘易感基因的人群发病与否受环境因素的影响较大，哮喘的诱发因素包括以下两种。

1. 变应原性因素：室内变应原（尘螨、家养宠物、蟑螂），室外变应原（花粉、草粉），职业性变应原（饲料、油漆、活性染料），食物（鱼、虾、蛋类、牛奶），药物（阿司匹林、抗生素、普萘洛尔）。

2. 非变应原性因素：季节变化、大气污染、吸烟、运动、肥胖、妊娠等。

问题 3：该患者为何要进行肺功能检查？

临床上通过肺功能检查的各项指标进行综合分析以评价患者肺功能的状况，并为疾病的诊断和治疗提供依据，因此，哮喘患者需进行肺功能检查。检查项目包括：①通气功能检测，哮喘发作时呈阻塞性通气功能障碍改变，其中 $FEV_1/FVC<70\%$ 或 FEV_1 低于正常预计值的 80%是判断气流受限最重要的指标。②支气管激发试验，用以评估气道反应性，该患者为哮喘急性发作期，不进行本检查。③支气管舒张试验，用以评估气道的可逆性改变，在吸入支气管舒张剂 20 分钟后重复检测肺功能，FEV_1 较用药前增加 ≥ 12%，且绝对值增加≥200mL则可判断为支气管舒张试验阳性，提示存在可逆性气道阻塞。④PEF 及其变异率测定，哮喘发作时 PEF 下降。若昼夜 PEF 变异率≥20%，则符合可逆性气道改变的特点。

问题 4：该患者存在哪些主要护理问题？

该患者存在的主要护理问题：①气体交换障碍，与支气管痉挛、气道炎症、气道阻力增加有关。②清理呼吸道无效，与气道分泌物增多、痰液黏稠等有关。③活动无耐力，与缺氧、端坐呼吸有关。④焦虑，与哮喘长期存在并反复急性发作有关。⑤睡眠形态紊乱，与呼吸困难、焦虑有关。

问题5：应对该患者采取哪些护理措施？

1. 氧疗护理：遵医嘱做好无创呼吸机辅助呼吸的护理。

（1）操作前护理。

1）患者准备：做好患者护理教育，以消除恐惧，取得配合，提高依从性，同时也可以提高患者的应急能力，以便在紧急情况下（如咳嗽、咳痰或呕吐时）患者能够迅速拆除连接，提高安全性。

2）连接呼吸机的准备：协助患者摆好体位，选择好给氧的通路；选择适合患者脸型的面罩并正确置于患者面部，鼓励患者扶持面罩，用固定带将面罩固定；调整好面罩的位置和固定带的松紧度，使之佩戴舒适且漏气量最小。

（2）操作中护理。指导患者在治疗过程中使用鼻罩时要闭口呼吸，注意咳痰和减少漏气等；有规律地放松呼吸，以便与呼吸机协调；鼓励患者主动排痰并指导患者吐痰的方法。

1）病情监测：监测患者的意识、生命体征、呼吸困难和呼吸窘迫的缓解情况、呼吸频率、脉搏血氧饱和度、血气分析、心电图、面罩舒适程度和对呼吸机设置的依从性。

2）通气参数的监测：包括潮气量、吸气压力、呼气压力、通气频率等参数的设置是否合适、是否有漏气及人机同步性等。

（3）操作后护理。

1）帮助患者树立信心。

2）撤机：在逐渐降低压力支持水平的同时，逐渐减少通气时间，先减少白天通气时间，再减少夜间通气时间。

3）呼吸机的消毒与保养：呼吸机使用后要按要求进行拆卸，彻底清洁和消毒，然后再按原结构重新安装调试备用。

4）注意并发症的预防及护理，常见并发症有口咽干燥、皮肤损伤、胃胀气、误吸及排痰障碍等。

2. 促进有效排痰的护理：指导患者深呼吸和有效咳嗽，遵医嘱进行雾化治疗，协助患者每1~2小时翻身叩背，以促进痰液排出。护理人员应指导该患者正确用药，不可自行减量或停药，并密切观察药物的不良反应，及时处理。

3. 用药注意事项。

（1）哌拉西林钠他唑巴坦钠。用药前需进行皮试，检查是否过敏，患者为高血压3级，需要控制盐摄入量，在使用本药时应定期检查血清电解质水平。

（2）糖皮质激素。甲泼尼龙静脉滴注用药的主要不良反应是并发感染，还需注意观察有无钠潴留、胃肠道穿孔或出血等不良反应。布地奈德雾化吸入需注意观察患者有无口腔念珠菌感染、声音嘶哑和咽部不适，指导患者吸药后用清水漱口可减轻局部反应和胃肠吸收。

（3）沙丁胺醇。遵医嘱按需间歇用药，不宜长期、单一、大量使用，用药过程中观察患者有无心悸、骨骼肌震颤、低钾血症等不良反应。

（4）多索茶碱。静脉注射时浓度不宜过高，速度不宜过快，注射时间宜在10分钟以上，以防发生中毒症状。不良反应主要包括恶心、呕吐、心律失常、血压下降和尿多，偶有呼吸中枢兴奋，严重者可引起抽搐甚至死亡。

4. 休息与体位：患者端坐呼吸，应为其提供床旁桌支撑身体以减少体力消耗。注意患者体位的舒适与安全，可用枕头支撑肩、臂、骶、膝部，以避免受压。协助患者完成日常的生活自理。

5. 心理护理：该患者因病情长期存在并反复急性发作而感到焦虑，护理人员应多巡视患者，耐心解释病情和治疗措施，通过暗示、诱导等方法分散患者注意力，使其身心放松，缓解过度紧张情绪，以减轻哮喘发作的症状和控制病情。

6. 促进睡眠的护理：为保证患者的睡眠，避免其他因素的干扰，可安置患者在单独病房内，协助患者采取有效措施维持坐位睡眠，保证吸氧，减轻呼吸困难。减少压力和恐惧，维持足够睡眠，防止病情加重。

四、案例小结

支气管哮喘是由多种细胞与细胞组分参与的气道慢性炎症性疾病，典型的表现为反复发作的喘息、气急、伴有哮鸣音的呼气性呼吸困难、胸闷、咳嗽等。本案例患者主要出现气体交换障碍、清理呼吸道无效腔、活动无耐力、焦虑及睡眠形态紊乱的护理问题，护理时应加强协助排痰和无创呼吸机辅助呼吸的护理，从活动、用药方面对患者进行健康教育，使其缓解过度紧张情绪，保证睡眠，以减轻哮喘发作的症状和控制病情。

案例四　支气管扩张

一、案例资料

【一般资料】　黄某，男性，35岁，汉族，大专文化，公司职员。

【主诉】　反复咳嗽、咳痰20余年，再发伴间断发热1周。

【病史】　患者于20余年前常因天气变化和劳累后反复出现咳嗽，咳大量脓臭痰，易咳出，与体位改变有关，曾住院治疗，明确诊断为“支气管扩张合并肺部感染”，予抗感染、化痰等对症治疗好转后出院，但上述症状反复。1周前，患者无明显诱因再次出现咳嗽增多，咳黄色脓臭痰，黏稠，不易咳出，活动后气促，休息后可缓解，夜间可平卧，伴畏寒、发热症状，最高体温39.2℃，恶心、呕吐，呕吐物为胃内容物，未见咖啡样物，无夜间盗汗、阵发性呼吸困难，无胸闷、心悸，无腹胀、腹痛，曾在当地医院输液治疗4天（具体药物不详），症状未缓解，遂来院就诊，门诊以“双侧支气管扩张”收入院。患者精神一般，食欲、睡眠欠佳，二便正常，近期体重无明显减轻。

【护理体检】　T 38.5℃，P 96次/分，R 24次/分，BP 120/70mmHg，身高178cm，体重58kg。患者体形消瘦，呈慢性病容，神志清楚。双肺呼吸音粗，双中下肺可闻及大量湿啰音，未闻及哮鸣音。心率96次/分，律齐，各瓣膜听诊区未闻及杂音。可见杵状指。

【辅助检查】　胸部CT示左肺上叶舌段、右肺中叶及双肺下叶支气管扩张伴感染；纵隔内有多发肿大淋巴结。

【入院诊断】　双侧支气管扩张合并肺部感染。

【诊疗过程】　患者入院后完善血常规、生化全套、血气分析、痰培养等相关检查。遵医嘱使用抗生素，予低流量吸氧、祛痰药、体位排痰、增强免疫力等治疗。待病情稳定后，建议经支气管镜吸引排痰、局部治疗。

二、案例问题引导

问题1：患者入院诊断为双侧支气管扩张合并肺部感染，依据是什么？

问题2：支气管扩张的临床表现有哪些？

问题3：该患者应采取什么引流体位进行体位排痰？

问题4：该患者存在哪些主要护理问题？

问题5：应对该患者采取哪些护理措施？

三、案例分析

问题1：患者入院诊断为双侧支气管扩张合并肺部感染，依据是什么？

依据：患者为青年男性，反复咳嗽、咳痰20余年，再发伴间断发热1周入院，既往住院已明确诊断为“支气管扩张合并肺部感染”。体格检查：双中下肺可闻及大量湿啰音。胸部CT示左肺上叶舌段、右肺中叶及双肺下叶支气管扩张伴感染，可明确诊断。

问题2：支气管扩张的临床表现有哪些？

1. 症状。

（1）咳嗽、咳痰。主要症状为持续或反复的咳嗽、咳痰或大量脓痰。患者晨起和晚上入睡前常发生阵发性咳嗽、咳脓痰，痰量与体位改变有关。

（2）呼吸困难和喘息。有广泛的支气管扩张或有潜在的慢性阻塞性肺疾病时，患者会出现不同程度的呼吸困难和喘息。

（3）反复咯血。半数患者可发生不同程度的反复咯血，可为痰中带血或大量咯血，部分患者仅以反复咯血为唯一症状，临床称为干性支气管扩张，常见于结核性支气管扩张或引流良好的上叶支气管。

（4）反复肺部感染及中毒症状。病变累及周围肺实质出现肺炎，并表现为同一肺段反复发生肺炎且迁延不愈。大量脓痰排出后，症状可有所缓解。可出现发热、乏力、食欲缺乏、消瘦、贫血等全身中毒症状。

2. 体征：早期或干性支气管扩张无明显异常的肺部体征。听诊闻及湿啰音是支气管扩张的特征性表现，以肺底部最多见。有时可闻及哮鸣音。病变严重尤其是伴有慢性缺氧、肺心病和右心衰竭的患者可出现杵状指（趾）。

问题3：该患者应采取什么引流体位进行体位排痰？

体位引流又称为重力引流，是利用重力作用使呼吸道内分泌物流入气管、支气管并排出体外的方法。其效果与需要引流部位所对应的体位有关。引流体位的选择取决于分泌物潴留的部位和患者的耐受程度，原则上应抬高病灶位置，使引流支气管开口向下。首先引流肺上叶，再引流肺下叶后基底段。该患者胸部CT示左肺上叶舌段、右肺中叶及双肺下叶支气管扩张伴感染。具体引流体位：①左肺上叶舌段取坐位。②右肺下叶取头低足高略向左侧俯卧位。③左肺下叶取头低足高略向右侧俯卧位。④右肺中叶取头低足高略向左侧仰卧位。患者如不能耐受头低足高，应及时调整姿势，如右肺下叶引流，可平卧后用枕头垫高髋部，身体略向左侧倾斜。依据病变部位、病情和患者状况，每天1~3次，每次15~20分钟，早晨清醒后立即进行引流效果最佳。一般在餐前1小时或餐后1~2小时进行，以预防胃食管反流、恶心、呕吐等不良反应。引流时需有护理人员或家属协助观察患者有无头晕、疲劳、出汗、脉搏细弱、面色苍白等表现。体位引流结束后，协助患者取舒适体位，漱口。观察患者咳痰情况，听诊肺部呼吸音的变化，评价并记录体位引流的效果。

问题4：该患者存在哪些主要护理问题？

该患者存在的主要护理问题：①清理呼吸道无效腔，与呼吸道大量黏稠脓痰有关。②气体交换障碍，与肺实质炎症有关。③体温过高，与肺实质炎症有关。④营养失调，低于机体需要量，与慢性感染迁延不愈导致机体消耗有关。⑤有出血的危险，与气管壁结构破坏、血管破裂引起咯血有关。

问题5：应对该患者采取哪些护理措施？

1. 促进有效排痰的护理：指导患者深呼吸和有效咳嗽、胸部叩击、体位排痰及吸入疗法等，遵医嘱使用祛痰药物，观察并记录排痰效果。

2. 氧疗护理：当患者胸闷、气促时遵医嘱给予氧疗。一般用鼻导管给患者吸氧，注意观察氧疗效果，以及患者气促有无减轻。若患者出现大咯血，窒息后需要给予高浓度吸氧。

3. 发热的护理：协助患者温水擦浴以逐渐降低体温，使用降温措施30分钟后观察并记录降温效果。遵医嘱使用抗生素。鼓励患者多饮水，以保证足够入量。

4. 饮食护理：给患者提供高热量、高蛋白、富含维生素和纤维素的食物，少量多餐。避免过冷、过热、油炸、辛辣食物诱发咳嗽。指导患者在咳嗽后及进食前、后漱口，以保持口腔清洁，增进食欲。鼓励患者多饮水，饮水量每天在1500mL以上，以提供充足的水分，利于稀释并排出痰液。

5. 咯血的护理：密切观察患者有无咯血、生命体征及意识变化，有无窒息征象等。

（1）休息与体位。少量咯血患者以静卧休息为主，大量咯血患者应绝对卧床休息，尽量避免搬动患者。协助患者取患侧卧位，可防止病灶向健侧扩散并有利于健侧肺通气。

（2）饮食与排泄。大量咯血者应禁食；少量咯血者宜进食少量温、凉流质食物，避免过冷或过热食物诱发或加重咯血。多饮水，多食纤维素含量丰富的食物，以保持排便通畅，避免用力排便使回心血量增加、肺循环压力增高而诱发咯血。

（3）对症护理。安慰患者，防止患者因过度紧张、恐惧而屏气致声门痉挛。咯血后及时用清水漱口或行口腔护理，防止因口咽部异物刺激引起剧烈咳嗽而诱发咯血。对精神极度紧张、剧烈咳嗽者，可遵医嘱给予小剂量镇静药或镇咳药。

（4）保持呼吸道通畅。嘱患者将气管内痰液和积血轻轻咳出，痰液黏稠无力咳出者可吸痰。重症患者在吸痰前、后适当提高吸氧浓度，以防吸痰引起低氧血症。咯血时轻拍患者健侧背部，嘱患者不要屏气，以免诱发喉头痉挛，使血液流出不畅形成血块，导致窒息。

（5）用药护理。垂体后叶激素可使小动脉收缩，减少肺血流量从而减轻咯血。静脉滴注时速度勿过快，避免患者出现面色苍白、出汗、心悸、胸闷、腹痛、水样腹泻等不良反应。年老体弱患者使用镇静药和镇咳药后，须密切观察呼吸中枢和咳嗽反射受抑制情况，尽早发现因呼吸抑制导致的呼吸衰竭及不能咯出血块导致的窒息。

四、案例小结

支气管扩张表现为支气管异常和持久性扩张，其临床特点为慢性咳嗽、咳大量脓痰和/或反复咯血。本案例患者主要出现清理呼吸道无效腔、气体交换障碍、体温过高、营养失调（低于机体需要量）、有出血的危险等护理问题。护理时应加强体位引流的护理，合理氧疗，增加营养，遵医嘱使用抗生素、祛痰药及增强免疫力的药物，并观察疗效及不良反应，缓解患者焦虑情绪，及时识别并处理大咯血、窒息。

案例五　肺癌

一、案例资料

【一般资料】　王某，男性，67 岁，汉族，初中文化，退休职工。

【主诉】　咳嗽、气促 4 个月，加重伴咳血丝痰 10 天。

【病史】　患者于 4 个月前开始出现咳嗽、咳痰，呈阵发性咳嗽，咳少许白色黏液样痰，不易咳出，活动后气促明显，休息后稍缓解，夜间可平卧，无畏寒、发热症状，10 天前开始咳血丝痰，到当地医院就诊，行胸部 CT 提示右肺占位性病变。近 1 个月体重约减轻 3kg，体力下降明显。患者主诉小时候发生过胸部外伤，现遗留左前胸部塌陷。有长期吸烟史，至今未戒（15 岁开始吸烟，每天 10 支）。否认药物及食物过敏史。已婚，育有 2 个子女，爱人身体健康，家庭关系和睦。

【护理体检】　T 36.5℃，P 86 次/分，R 20 次/分，BP 120/86mmHg，疼痛评分为 0 分，身高 161cm，体重 48kg。患者神志清楚，应答切题，由家人搀扶步入病房，自主体位，查体合作。气管居中，颈静脉无怒张，全身浅表淋巴结未触及肿大，胸廓畸形，左前胸部塌陷，胸壁无静脉曲张及皮下气肿，双侧胸廓扩张度不对称，未触及胸膜摩擦感，双肺叩诊呈过清音，双肺呼吸音稍粗，双肺可闻及湿啰音及散在哮鸣音。咳嗽无力，易疲劳，咳少量暗红色血痰。因其缺乏医学知识，家属要求对患者隐瞒诊断，患者心理无压力，情绪稳定。

【辅助检查】　胸部 CT 提示：右肺门占位性病变，考虑肿瘤合并阻塞性肺炎，双上肺纤维化灶，左肺下叶慢性炎症肺气肿、左肺上叶多发肺大疱，右肺门及纵隔淋巴结肿大。左侧胸膜增厚、粘连。血气分析：pH 7.398，$PaCO_2$ 47.33mmHg，PaO_2 92.33mmHg，BE 2mmoL/L。血常规：WBC 5.22×10^9/L，RBC 3.92×10^{12}/L，Hb 10^9g/L，PLT 217×10^9/L。肝肾、凝血功能等未见异常。

【入院诊断】　右肺阴影性质待查：肺癌可能性大。

【诊疗过程】　患者入院后完善相关检查，联合抗感染、化痰、止血、解痉平喘等对症治疗1周后，患者咳嗽、咳痰减少，咯血停止。在气管镜下行肿物组织病理活检术。病理结果回报提示肺小细胞癌。给予第一周期EP方案化疗（顺铂80mg+依托泊苷0.1g）。化疗期间患者出现恶心、食欲差的症状，给予注射用昂丹司琼预防性止呕处理。第1周期化疗结束后，复查肝肾功能未见明显异常，咳嗽、咳痰减少、无咯血及气促，给予办理出院。

二、案例问题引导

问题1：患者入院诊断为右肺阴影性质待查：肺癌可能性大，应如何确诊？

问题2：肺癌的临床症状与体征有哪些？

问题3：该患者存在哪些主要护理问题？

问题4：对该患者应采取哪些护理措施？

三、案例分析

问题1：患者入院诊断为右肺阴影性质待查：肺癌可能性大，应如何确诊？

患者入院前在当地医院胸部CT已提示右肺门占位性病变，考虑肿瘤合并阻塞性肺炎，但是尚未明确肿瘤的性质，采用支气管镜下活检术取出组织进行病理学检查，病理活检明确诊断为肺小细胞癌。

问题2：肺癌的临床症状与体征有哪些？

肺癌早期常表现为刺激性干咳、咳血丝痰，随着肿瘤增大压迫、组织坏死及转移，患者可出现气短喘鸣、大咯血、发热、体重下降、胸痛、声音嘶哑、下咽困难、胸腔积液、上腔静脉阻塞综合征及胸外转移相应的症状与体征。

问题3：该患者存在哪些主要护理问题？

该患者目前存在的主要护理问题：①营养失调，低于机体需要量，与肺癌致机体过度消耗及摄入量不足有关。②有窒息的危险，与咳嗽无力及咯血有关。③活动无耐力，与肺癌消耗及基础病（肺气肿）有关。

问题4：对该患者应采取哪些护理措施？

1. 饮食护理：向患者及其家属强调增加营养与促进康复、配合治疗的关系，了解患者的饮食习惯，与患者和家属共同制订既适合患者饮食习惯，又有利于疾病康复的饮食计划。原则是给予高蛋白、高热量、高维生素、易消化的食物，并且各营养素要合理搭配。避免产气类食物，如薯类、豆类、韭菜等。同时注意调配食物的色、香、味，提供良好的就餐环境。化疗期间患者食欲及消化能力下降时，可以采用少量多餐的办法或在两顿正餐之间补充肠内营养粉或其他营养素，甚至可以考虑静脉补充营养。同时，化疗前后遵医嘱预防性地使用中枢止吐药，最大限度地减少化疗药对患者食欲的影响。

2. 窒息的护理：床边准备负压吸引装置，在患者发生大咯血或咳痰困难、窒息时紧急使用。指导有效的咳嗽方法，密切观察患者咳嗽能力、痰液黏稠度及咯血量的变化。遵医嘱用药止血及雾化吸入促进痰液排出。

3. 休息与活动：根据患者体力适当增加卧床休息时间，维持足够的睡眠。协助患者完成日常的生活护理。给予低流量吸氧可以提高患者的活动耐力。

四、案例小结

肺癌是起源于支气管黏膜或腺体的恶性肿瘤，其发病一般认为与下列因素有关：吸烟、职业致癌因子、空气污染、电离辐射、饮食缺乏β胡萝卜素、遗传等。护士作为健康知识传播者，应主动普及肺癌防治知识，以预防为主。实施高危人群筛查，早诊断、早治疗。在护理患者时，针对患者存在的问题采取相应的护理措施，做到个性化护理。目前该患者尚不知晓疾病诊断，心理上没有负面影响，但随着疾病的进展、反复的化疗或出现疼痛，患者可能会产生焦虑或恐惧心理，应做好相应的护理，提高患者的生存质量，体现人文关怀。

案例六　气胸

一、案例资料

【一般资料】　贾某，男性，19岁，未婚，汉族，大学二年级学生。

【主诉】　胸痛、气促1天。

【病史】　患者于1天前无明显诱因突发左侧胸痛，呈针刺样，无向他处放射，当时感到心悸、气促，经休息后症状可稍缓解，偶有咳嗽，咳白色黏痰，坚持上课1天后感觉症状有所加重，即来急诊科就诊。行胸部CT，提示左侧液气胸，收入院治疗。既往体健。

【护理体检】　T 37.2℃，P 86次/分，R 22次/分，BP 120/80mmHg。患者步行入院，气管居中，双侧胸廓对称，左肺叩诊呈鼓音、听诊呼吸音，语颤也减弱，右肺呼吸音粗，双肺未闻及干湿啰音。心率86次/分，律齐，各瓣膜听诊区未闻及杂音。生活可自理，患者及其家属治疗态度积极。

【辅助检查】　胸部CT示左侧液气胸，左肺组织压缩80%，肺不张或炎性渗出；左侧少许胸腔积液。血气分析、血常规、生化检查均正常。

【入院诊断】　左侧液气胸。

【诊疗过程】　患者入院当天采用中心静脉导管进行左侧胸膜腔穿刺闭式

引流术，术后水封瓶内可见气泡逸出，水柱随呼吸波动。同时给予抗感染、止咳及氧疗。第二天患者主诉气促仍无改善，检查胸腔闭式引流管水柱无波动，无气泡逸出，左肺听诊呼吸音基本消失，紧急复查胸片提示左侧液气胸，肺组织压缩约90%，考虑引流管堵塞。立即更换22F胸导管重新行左侧胸腔穿刺闭式引流术，术后气体引流通畅。经处理后患者胸闷气促症状缓解。第4天水封瓶内水柱可随患者呼吸上下波动，但没有气体逸出，患者呼吸平顺，听诊双肺呼吸音均正常，夹闭胸导管观察患者无胸闷气促等不适。第5天复查胸片提示左侧气胸较前明显吸收，左肺基本复张；左侧胸腔积液吸收，给予拔除胸导管。第7天办理出院。

二、案例问题引导

问题1：根据患者的症状、体征及治疗效果，你认为该患者气胸属于自发性气胸的哪种类型？依据是什么？

问题2：气胸的临床表现有哪些？

问题3：如何给气胸患者进行氧疗？

问题4：患者采取胸腔闭式引流排气减压措施后，存在哪些护理风险问题？

问题5：应采取哪些预见性护理措施避免患者发生护理风险？

三、案例分析

问题1：根据患者的症状、体征及治疗效果，你认为该患者气胸属于自发性气胸的哪种类型？依据是什么？

患者气胸诊断属于原发性自发性气胸，临床类型属于闭合性（单纯性）气胸。

依据：患者没有外伤及医疗侵入操作史，既往体健，休息中突发左胸针刺样痛、气促，胸部CT提示左侧气胸，左肺组织压缩80%。经胸腔闭式引流4天后症状消失，复查胸部CT提示左侧气胸较前明显吸收，左肺基本复张。拔除引流管观察两天，没有再次出现症状。

问题2：气胸的临床表现有哪些？

1. 症状：起病前有的患者可能有持重物、屏气、剧烈体力活动等诱因，但大多数患者可在正常活动或安静休息时发生，偶有在睡眠中发病者，大多数起病急骤，患者突感一侧针刺样或刀割样胸痛，持续时间短暂，继之胸闷和呼吸困难，可伴有刺激性咳嗽。少数患者可发生双侧气胸，以呼吸困难为突出表现。积气量大或原已有较严重的慢性肺疾病者，呼吸困难明显，患者不能平卧。如取侧卧，则被迫健侧卧位，以减轻呼吸困难。张力性气胸时胸膜腔内压骤然升高，肺被压缩，纵隔移位，迅速出现严重呼吸循环障碍。患者表情紧张、胸闷、挣扎坐起、烦躁不安、发绀、冷汗、脉速、虚脱、心律失常，甚至发生意识不清、呼吸衰竭的情况。

2. 体征：取决于胸膜腔积气量的多少和是否伴有胸腔积液。少量气胸体征不明显，听诊呼吸音减弱具有重要意义。大量气胸时，气管向健侧移位，患侧胸部隆起，呼吸运动与触觉语颤减弱，叩诊呈过清音或鼓音，心或肝浊音界缩小或消失，听诊呼吸音减弱或消失。液气胸时胸内有振水声。血气胸如失血量过多，可使血压下降，甚至发生失血性休克。

问题 3：如何给气胸患者进行氧疗？

根据患者缺氧的严重程度选择适当的给氧方式和吸入氧流量，保证患者 SO_2>95%。由于胸腔内气体分压和肺毛细血管内气体分压存在压力差，每日可自行吸收胸腔内气体容积（胸片的气胸面积）的 1.25%～2.20%。给予（间断高浓度吸氧）普通面罩吸氧 10L/min、2～3 小时，每天 3 次，以提高肺毛细血管内气体分压，加大与胸腔内气体分压的压力差，有利于促进胸膜腔内气体的吸收。同时也可以预防长期吸入高浓度氧造成肺损伤。

问题 4：患者采取胸腔闭式引流排气减压措施后，存在哪些护理风险问题？

1. 胸导管意外脱落导致胸腔与大气相通，形成开放性气胸，或气体引流突然中断致胸腔内压骤升。

2. 水封瓶意外倒地、严重倾斜或管道连接口松脱导致胸腔与大气相通，大气压将大量空气压入患者胸腔。

3. 胸腔内及切口感染。

4. 未能及时发现置管过程损伤大血管导致的血胸或引流不畅，致使发展为高压气胸，导致患者呼吸循环衰竭。

问题 5：应采取哪些预见性护理措施避免患者发生护理风险？

1. 妥善固定胸导管：高举平台双重固定，胸导管出胸腔后与皮肤形成接近 90°的较大弧度，再进行二次固定。引流管长度既要便于患者翻身活动，又要避免过长扭曲受压。对清醒患者做好健康宣教，对于躁动不能配合的患者，给予适当的保护性约束。

2. 防止意外：床边常规准备两把大号止血钳，搬动患者时使用止血钳将引流管双重夹紧，防止在搬动过程中发生引流管滑脱、漏气或引流液反流等意外情况。若胸腔引流管不慎滑出胸腔，立即捏闭引流口皮肤，同时派人通知医生，嘱患者呼气，迅速用凡士林纱布及胶布封闭引流口。同时严密观察患者病情变化，然后再考虑是否需要重新置管。如果引流管连接处脱落，立即用双钳双重夹闭胸导管，再重新消毒更换引流管及水封瓶。

3. 保证引流装置全程密闭：胸导管及引流管各连接口要吻合紧密，引流管出口在水封瓶内，没入水下1~2cm与大气隔绝，并保持水封瓶持续直立，水封瓶挂于床沿或置于地上不易被踢到的稳妥处，并对患者及家属做好宣教。

4. 预防胸腔内及切口感染。

（1）水封瓶位置：任何时候水封瓶内液平面都应低于引流管胸腔出口平面60cm，以利于有效引流及防止水封瓶内液体反流进入胸腔。

（2）防止胸腔积液、积血或渗出物堵塞引流管：可根据病情定时捏挤引流管，应由胸腔端向引流瓶端的方向挤压，切不可由外向胸腔内挤。

（3）引流装置及伤口护理：严格执行无菌操作，一次性使用引流装置每周至少更换一次或根据医嘱及引流情况增加更换次数；伤口敷料每1~2天更换1次，有分泌物渗湿或污染时随时更换。

5. 护理观察：引流管内的水柱随呼吸上下波动或气体自水封瓶液面逸出表示引流通畅。必要时可请患者做深呼吸或咳嗽，以便观察。若水柱波动不明显，液面未见气泡冒出，患者无胸闷、呼吸困难症状，则可能肺组织已复张。若患者症状缓解不明显，甚至出现呼吸困难加重、发绀、大汗、胸闷、气管偏向健侧等症状，可能为引流管不通畅或部分滑出胸膜腔，应立即通知医生及时更换导管或做其他处理。如同时引流液体，应观察和记录引流液的量、色和性状，若引出鲜红色血液应及时报告医生，同时严密观察患者血压变化及出血量。

四、案例小结

气胸中的张力（高压）性气胸属于呼吸系统的急危重症，闭合性或交通性气胸均可以发展为张力性气胸。不管是哪一种类型的气胸，均应及时诊断，及时处理，严密观察病情变化及发展。稳定小量气胸患者可以保守治疗，多数患者需要给予排气减压处理。呼吸困难、肺压缩严重、交通性或张力性气胸的患者需及时进行胸腔闭式引流术，必要时加用负压吸引装置促进气体的排出。在护理过程中注意护理风险管理，实施预见性护理，规避风险，保障患者安全。同时注意患者的情绪及心理变化，对有恐惧心理的患者做好陪伴、安抚、鼓励等心理护理措施，体现人文关怀。做好出院指导，避免诱发气胸复发的行为，如一年内尽量避免乘坐飞机，避免游泳、潜水、登山、跑步等激烈运动，避免用力排便、弯腰屏气扛重物等。

案例七　肺结核

一、案例分析

【一般资料】　何某，男性，71岁，黎族，小学文化，农民。

【主诉】 反复咳嗽、咳痰 1 年余，加重 1 个月。

【病史】 患者约 1 年前无明显诱因出现咳嗽、咳痰，咳白色黏痰，时有黄痰，量中等，病程中有发热症状，无畏寒、寒战，无胸痛、气促，无夜间盗汗、咯血，无呼吸困难症状，在当地社区医院多次间断给予药物治疗后症状好转，具体治疗不详，未明确诊断。患者于 1 个月前咳嗽、咳痰增多，咳黄色黏稠样痰，量多，夜间盗汗，疲乏无力，无畏寒、发热，无胸痛、气促，无咯血症状，予中药治疗后症状无好转，遂到院就诊。胸部 CT 提示右肺多发病灶，考虑继发型肺结核病空洞形成。痰涂片可见结核分枝杆菌。门诊拟“肺结核”收住院。生活可自理，精神、食欲、睡眠一般，二便正常，近 1 个月体重明显减轻。患者缺乏疾病相关知识，担心疾病预后。

【护理体检】 T 37.5℃，P 88 次/分，R 22 次/分，BP 130/80mmHg，身高 170cm，体重 65kg。患者神志清楚，全身浅表淋巴结未触及肿大，口唇无发绀，咽部无充血。气管居中，胸廓对称，双肺呼吸音稍粗，双肺未闻及干、湿啰音。心率 88 次/分，律齐，各瓣膜听诊区未闻及杂音。

【辅助检查】 胸部 CT：右肺内可见斑片状高密度灶影，有不规则空洞影。PPD 试验结果硬结直径为 18mm（++）。痰涂片可见结核分枝杆菌。

【入院诊断】 肺结核。

【诊疗过程】 患者入院后行胸部 CT、结核菌素（PPD）试验、痰培养+药敏，痰涂片诊断抗酸杆菌、细菌、真菌，完善相关检查。遵医嘱给予抗感染、化痰、四联抗结核等治疗，并上报传染病例。

二、案例问题引导

问题 1：患者入院诊断为肺结核，依据是什么？

问题 2：肺结核的临床表现有哪些？

问题 3：PPD 试验的方法、结果判定及临床意义是什么？

问题 4：该患者存在哪些主要护理问题？

问题 5：应对该患者采取哪些护理措施？

三、案例分析

问题 1：患者入院诊断为肺结核，依据是什么？

依据：患者为老年男性，反复咳嗽、咳痰 1 年余，加重 1 个月。胸部 CT 示右肺内可见斑片状高密度灶影，有不规则空洞影。PPD 试验结果硬结直径为 18mm（++）。痰涂片可见结核分枝杆菌。

问题 2：肺结核的临床表现有哪些？

各型肺结核的临床表现不尽相同，但有共同之处。

1. 症状。

（1）全身中毒症状。发热是最常见的症状，多为长期午后低热。部分患者有乏力、食欲减退、盗汗和体重减轻等症状。育龄女性可有月经不调或闭经的症状。若肺部病灶进展播散时，可有不规则高热、畏寒等症状。

（2）呼吸系统症状。

1）咳嗽、咳痰：咳嗽、咳痰两周以上或痰中带血是肺结核的常见可疑症状。多为较轻的干咳或咳少量黏液痰。有空洞形成时，痰量增多；若合并其他细菌感染时，痰呈脓性且量增多；合并厌氧菌感染时有大量脓臭痰；合并支气管结核时，表现为刺激性咳嗽。

2）咯血：约 1/3 的患者有不同程度的咯血，患者常有胸闷、喉痒和咳嗽等先兆。

3）胸痛：炎症累及壁层胸膜时可引起胸痛，为胸膜性胸痛，随呼吸运动和咳嗽加重。

4）呼吸困难：当病变广泛和（或）患结核性胸膜炎大量胸腔积液时，可有呼吸困难症状。

2. 体征：因病变范围和性质而异。病变范围较小者可无异常体征。渗出性病变范围较大或干酪样坏死时，则可有肺实变体征。较大的空洞性病变听诊可闻及支气管呼吸音。形成较大范围的纤维条索时，可见纵隔及气管向患侧移位，患侧胸廓塌陷、叩诊浊音、听诊呼吸音减弱并可闻及湿啰音。结核性胸膜炎早期有局限性胸膜摩擦音，之后出现典型胸腔积液体征。支气管结核可有局限性哮鸣音。

问题 3：PPD 试验的方法、结果判定及临床意义是什么？

1. 方法：PPD 试验通常取 0.1mL（5IU）结核菌素，在左前臂屈侧作皮内注射，注射 48～72 小时后测量皮肤硬结的横径和纵径，得出平均直径=（横径+纵径）/2。

2. 结果判定：硬结直径≤4mm 为阴性（-），5～9mm 为弱阳性（+），10～19mm为阳性（++），≥20mm 或虽<20mm 但局部有水疱、坏死或淋巴管炎为强阳性（+++）。

3. 临床意义：PPD 试验广泛应用于检出结核分枝杆菌的感染，也是卡介苗接种后效果的验证指标，而非检出结核病的指标。其对成人结核病的诊断意义不大。结核菌素试验对婴幼儿的诊断价值较成人更大，因年龄越小，自然感染率越低，3 岁以下强阳性反应者，应视为有新近感染的活动性结核病，应积极治疗。结核菌素试验阴性除提示没有结核菌感染外，还可见于初染结核菌后

4~8周，机体尚未充分建立变态反应；机体免疫功能低下或受抑制时，如使用糖皮质激素及免疫抑制剂、营养不良、麻疹、水痘、重症结核、肿瘤、HIV 感染和结核性脑膜炎等情况，结核菌素反应也可暂时消失，待病情好转，结核菌素试验又会转为阳性反应。

问题 4：该患者存在哪些主要护理问题？

该患者存在的主要护理问题：①清理呼吸道无效腔，与结核菌感染致呼吸道大量黏稠脓痰有关。②营养失调：低于机体需要量，与机体消耗增加、食欲减退有关。③疲乏，与结核病毒性症状有关。④缺乏结核病治疗的相关知识。⑤有出血的危险，与肺结核出现气管壁结构破坏、血管破裂引起咯血有关。

问题 5：应对该患者采取哪些护理措施？

1. 促进有效排痰的护理：指导患者深呼吸和有效咳嗽、胸部叩击等排痰，痰液应吐入纸巾，含有痰液的纸巾应焚烧处理，接触痰液后用流动水洗手。

2. 饮食护理。

（1）制订膳食计划。肺结核是一种慢性消耗性疾病，宜提供高热量、高蛋白、富含维生素的易消化饮食，忌烟、酒及辛辣刺激食物。蛋白质可增加机体的抗病能力及机体修复能力，建议每天蛋白质摄入量为 1.5~2.0g/kg，其中鱼、肉、蛋、牛奶等优质蛋白摄入量应占一半以上。多进食新鲜蔬菜和水果，以补充维生素，食物中的维生素 C 有减轻血管渗透性的作用，可以促进渗出病灶的吸收。

（2）增进食欲。增加膳食品种，尽量采用患者喜欢的烹调方法以增进患者的食欲，食欲减退者可少量多餐。

（3）监测体重。每周测体重 1 次并记录，观察营养状况是否改善。

3. 休息与活动：合理休息可以调整新陈代谢，使机体各器官的功能得到调节与平衡，并降低机体耗氧量、减少呼吸次数和调节呼吸深度，使肺脏获得相对休息，有利于病灶愈合。休息的程度与期限取决于患者的代谢功能、病灶的性质与病变趋势。患者目前症状较明显，应多卧床休息。对患者进行呼吸道隔离，开窗通风，保持空气新鲜，每天用紫外线消毒病室。有效抗结核治疗 4 周以上且痰涂片证实无传染性或传染性极低的患者，应恢复正常的家庭和社会生活，可减轻患者的社会隔离感和焦虑情绪。

4. 健康教育。

（1）用药指导。护理人员应向患者及其家属强调早期、联合、适量、规律、全程抗结核化学治疗的重要性。督促患者按医嘱服药，向患者说明化疗药的用法、疗程、可能出现的不良反应及表现；督促患者定期检查肝功能及听力情况，如出现巩膜黄染、肝区疼痛、胃肠不适、眩晕、耳鸣等不良反应要及时与医生联系，不要自行停药，大部分不良反应经相应处理可以消除。

（2）正确留取痰标本。肺结核患者有间断且不均匀排菌的特点，故需多次查痰，应指导患者正确留取痰标本。通常初诊患者应留 3 份痰标本（即时痰、清晨痰和夜间痰）。夜间无痰者，应在留取清晨痰后 2~3 小时再留 1 份。复诊患者应每次送检 2 份痰标本（夜间痰和清晨痰）。

（3）切断传播途径。该患者住院治疗时需要进行呼吸道隔离。肺结核主要通过飞沫传播，患者咳嗽或打喷嚏时应用双层纸巾遮掩；不随地吐痰，痰液应吐入纸巾中再焚烧处理；接触痰液后用流动水清洗双手。餐具煮沸消毒或用消毒液浸泡消毒。衣物、寝具、书籍等污染物可在烈日下暴晒 6 小时以上进行杀菌。患者外出时应戴口罩。督促患者治疗期间定期复查、定期随访。

（4）疾病预后。经过正确治疗，大部分患者可以治愈。

5. 咯血的护理：密切观察患者有无咯血、窒息征象。护理措施详见本章案例四“支气管扩张”的护理。

四、案例小结

肺结核是结核分枝杆菌引起的呼吸道慢性传染性疾病，飞沫传播是最重要的传播途径，传染源主要是痰直接涂片阳性的肺结核患者。痰结核分枝杆菌检查是确诊肺结核最特异的方法。本案例患者主要出现清理呼吸道无效腔、营养失调（低于机体需要量）、疲乏等护理问题。护理时应促进排痰并正确留取痰标本；制订膳食计划并增进食欲；指导患者坚持用药；做好肺结核相关健康教育；及时识别并处理大咯血、窒息等并发症。

案例八　呼吸衰竭

一、案例资料

【一般资料】　刘某，男性，79 岁，汉族，初中文化，退休职工。

【主诉】　咳嗽 3 天，发热、气促 10 余小时，加重 5 小时。

【病史】　患者于 3 天前出现咳嗽，呈阵发性干咳，无咳痰，未予任何处理。10 余小时前患者出现发热，体温最高达 39℃，伴有胸闷、气促，肢体乏力，无畏寒、寒战，自行服用退热药（具体不详）。5 小时前，患者气促加重，门诊测 BP 230/110mmHg，HR 124 次/分，R 30 次/分。胸部 CT 提示双肺散在多发炎症。发现血压升高 4 年余，最高达 170/95mmHg，不规律服药控制（具体不详）。否认冠心病、糖尿病、肾病等慢性病史，否认药物及食物过敏史。适龄婚育，育有 2 子 1 女。

【护理体检】 T 38.4℃，P 110 次/分，R 30 次/分，BP 188/110mmHg，SO_2 89%。患者以平车送入院，神志清楚，可简短对答，呼吸困难，不能平卧，口唇稍发绀，颈软，颈静脉无充盈，肝颈静脉反流征阴性，双肺呼吸音粗，可闻及湿啰音及哮鸣音。心界向左侧扩大，心率 110 次/分，律齐，腹部稍隆起，腹肌软，无压痛及反跳痛，肠鸣音正常。双下肢轻度水肿。四肢肌力检查不能配合，但可自行活动，肌张力正常。

【辅助检查】 心电图：窦性心动过速，左心室高电压。胸部 CT：双肺散在多发炎症，双侧胸腔少量积液。血常规：WBC 16.81×10^9/L，HGB 122g/L，PLT 275×10^9/L，N% 88%。血气分析：pH 7.448，$PaCO_2$ 30.2mmHg，PaO_2 63mmHg，BE-3.6mmol/L，吸氧浓度 40%，氧合指数 158mmHg，其他检查无明显异常。

【入院诊断】 重症肺炎I型呼吸衰竭；双侧胸腔积液；高血压 3 级（重度）。

【诊疗过程】 患者入院后经无创呼吸机辅助通气，联合抗感染、抑酸、护胃、化痰、平喘、维持水电解质平衡、纠正电解质紊乱等对症治疗。治疗后患者症状无改善，并出现血压骤降，呼吸衰竭进一步加重。立即给予气管插管术，进行有创机械通气，用去甲肾上腺素联合多巴胺组液微量泵泵入提升血压，继续给予抗感染和对症支持等治疗，患者病情逐渐好转，顺利脱机拔管。

二、案例问题引导

问题 1：患者被诊断为重症肺炎 I 型呼吸衰竭的依据是什么？

问题 2：患者气管插管机械通气后的护理观察要点有哪些？

问题 3：患者气管插管机械通气后主要存在哪些护理风险？

问题 4：如何针对该患者存在的护理风险采取预见性护理？

三、案例分析

问题 1：患者被诊断为重症肺炎 I 型呼吸衰竭的依据是什么？

依据：患者有咳嗽、伴发热症状，血常规检查 WBC 16.81×10^9/L，N% 88%，入院时呼吸 30 次/分，双肺听诊可闻及湿啰音及哮鸣音，胸部 CT 提示双肺散在多发炎症。血气分析提示吸氧浓度 40%的情况下 PaO_2 63mmHg，$PaCO_2$ 30.2mmHg，氧合指数 158mmHg，随时有气管插管呼吸机辅助呼吸可能。

问题 2：患者气管插管机械通气后的护理观察要点有哪些？

观察要点：①生命体征、神志、SO_2，特别是血压及 SO_2 的变化。②血气分析结果。③呼吸机运行情况、报警原因。④呼吸机管道与人工气道连接密闭性。⑤呼吸机湿化罐湿化液及温度。⑥蓄水杯位置及冷凝集水量。⑦呼吸机各参数及监测患者指标变化，如呼吸机设置的潮气量（VT，每次呼吸吸入气体的量）、监测患者实际的 VT；呼吸频率（f）、分钟通气量（MV = VT Xf）、气道压力、呼气末正压（PEEP）、用氧浓度（FiO_2）等。⑧气管导管插管深度及固定、口唇口腔黏膜完整性。⑨吸痰指征、痰液性质、痰量及咳嗽能力。⑩枕后及耳郭皮肤受压情况。

问题 3：患者气管插管机械通气后主要存在哪些护理风险？

主要存在的护理风险：①气管导管的非计划拔管或导管堵塞导致患者窒息。②呼吸机相关性肺炎（VAP）。③气管食管瘘。④呼吸机相关性肺损伤（VA-LI）。

问题 4：如何针对该患者存在的护理风险采取预见性护理？

1. 气管导管妥善固定：移动患者时避免牵拉到导管；患者适当镇静、镇痛及约束，对清醒患者做好宣教，但是宣教不能代替约束，并建议使用手套式约束带，因为气管内导管会给患者带来巨大的不适，患者会出现无意识拔管的情况。至少每 4 小时评估导管的固定松紧度及外露长度。床边准备简易呼吸气囊，导管意外脱落或呼吸机故障时紧急应用辅助通气。严密观察患者心率、血压、SO_2 的变化，评估吸痰指征，及时清除气道内痰液，充分湿化气道，严密观察出入量，保证患者摄入足够的液体，预防痰栓形成。

2. 严格落实呼吸机相关性肺炎的预防措施。

3. 采用气囊压力表进行气囊压力监测：每 4 小时调整一次，维持气囊压力在 25～30cmH_2O。声门下冲洗前提高气囊压力至 40cmH_2O，冲洗后要及时调整压力至 25～30cmH_2O，避免冲洗时误吸及高压气囊长时间压迫气管壁导致溃疡穿孔而引起气管食管瘘。

4. 根据病情选择最适合患者的通气模式：为了避免呼吸机相关性损伤，机械通气应避免高潮气量和高平台压，吸气末平台压不超过 30cmH_2O，以免气压伤、容积伤，同时设定合适的 PEEP，以防肺萎陷伤。严密观察患者呼吸、氧合、双肺呼吸音、胸廓等情况，出现气胸应立即行胸腔闭式引流术。

四、案例小结

呼吸衰竭不是独立存在的一种疾病，引起呼吸衰竭的病因很多，肺通气和肺换气的任何一个环节的严重病变都可导致呼吸衰竭。Ⅰ型呼吸衰竭常见于重症肺炎、肺水肿、肺栓塞、气胸、严重创伤等。本病例患者肺部感染较重，存在脓毒症休克，采用升压药维持血压的同时应严密观察血压的变化，防止血压过高诱发急性左心衰竭。严密观察尿量变化，评估组织血液灌注情况，正确使用抗生素控制感染。使用无创呼吸机时，严密观察患者的配合程度，保持呼吸道通畅，观察 SO_2 的变化。对严重缺氧无法纠正时能及时判断，及时插管行有创通气，避免延误治疗。气管插管机械通气后最主要的护理风险是气管导管的非计划拔管及 VAP 的发生，应严格落实以上预见性护理措施。在未采取镇静、镇痛治疗时，应陪伴并安慰鼓励患者，注意观察患者情绪及心理变化，防止其产生紧张恐惧心理，体现人文关怀。

参考文献

[1] 王丽芹，张俊红，张燕，等．呼吸专科护士临床教学实践手册［M］．北京：科学技术文献出版社，2022.

[2] 田永明，陈弟洪，刘欢．重症呼吸治疗护理技术［M］．成都：四川科学技术出版社，2022.

[3] 张铭光，杨小莉，王瑞．消化系统疾病内科护理手册［M］．成都：四川大学出版社，2023.

[4] 乐革芬，范艳竹，任学芳．神经外科亚专科护理学［M］．武汉：华中科技大学出版社，2023.

[5] 刘杰．内科护理［M］．北京：人民卫生出版社，2023.

[6] 胡艺．内科护理学［M］．北京：科学出版社，2023.

[7] 岳丽青，陶子荣，李育，等．神经内科专科护理［M］．北京：化学工业出版社，2021.

[8] 郑晓彦．实用护理学实践解析［M］．北京：中国纺织出版社，2023.

[9] 刘莉．心血管内科疾病护理与健康指导［M］．成都：四川科学技术出版社，2023.

[10] 王静，梁爱琼，李海燕．心血管疾病护理科普案例解析［M］．北京：科学技术文献出版社，2021.

[11] 陈红，李岩．手术室护理管理与实践［M］．武汉：华中科技大学出版社，2023.

[12] 李婷，胡修翠，张红方，等．外科疾病护理实践与手术护理［M］．上海：上海交通大学出版社，2023.

[13] 任洁娜．外科护理学实用技术［M］．上海：复旦大学出版社，2021.

[14] 冯岚，张雪梅，杨晓燕．脊柱外科护理学［M］．北京：科学出版社，2021.

［15］王军．神经外科护理学与操作技术［M］．北京：人民卫生出版社，2020.
［16］陈荣珠，朱荣荣．妇产科手术护理常规［M］．合肥：中国科学技术大学出版社，2020.
［17］吴燕．实用临床护理操作规程［M］．上海：复旦大学出版社，2023.
［18］冯丽．急诊急救实用护理规范［M］．上海：复旦大学出版社，2021.
［19］迟文肖，史丰萍，李婷婷．护理学理论指导与临床实践［M］．北京：化学工业出版社，2023.
［20］尤黎明，吴瑛．内科护理学［M］．北京：人民卫生出版社，2022.
［21］沈翠珍，高静．内科护理学［M］．北京：人民卫生出版社，2021.
［22］李乐之，路潜．外科护理学［M］．北京：人民卫生出版社，2022.
［23］李小寒，尚少梅．基础护理学［M］．北京：人民卫生出版社，2022.